DES PRINCIPALES INDICATIONS

A REMPLIR

DANS LE TRAITEMENT DES PLAIES

PAR

Jules-Timothée RAGUET-LÉPINE

Docteur en Médecine de la Faculté de Paris,
Licencié en droit.

PARIS

V. ADRIEN DELAHAYE ET C°, LIBRAIRES-ÉDITEURS

Place de l'Ecole-de-Médecine.

1877

DES

PRINCIPALES INDICATIONS

A REMPLIR

DANS LE TRAITEMENT DES PLAIES

DES PRINCIPALES INDICATIONS

A REMPLIR

DANS LE TRAITEMENT DES PLAIES

PAR

Jules-Timothée RAGUET-LÉPINE

Docteur en Médecine de la Faculté de Paris,
Licencié en droit.

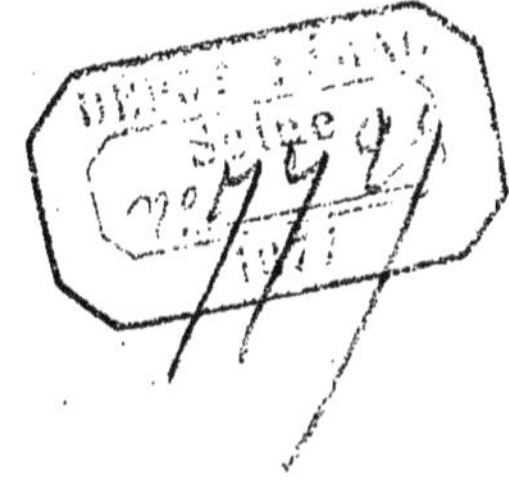

PARIS

A. PARENT, IMPRIMEUR DE LA FACULTÉ DE MÉDECINE
31, RUE MONSIEUR-LE-PRINCE, 31.

—

1877

PRINCIPALES INDICATIONS

A REMPLIR

DANS LE TRAITEMENT DES PLAIES

INTRODUCTION

Quelles sont les principales indications que le chirurgien doit remplir pour favoriser la guérison des plaies ?

C'est une question que l'on s'est posée à toutes les époques. Mais pendant un temps fort long on a agi d'après des idées préconçues, dont l'application amenait souvent de forts mauvais résultats. On tourmentait les plaies de toute espèce de façons, et on en retardait ainsi la guérison, quand on ne l'empêchait pas tout à fait.

C'est qu'au lieu d'observer les plaies sans parti pris, de chercher comment avaient guéri celles qui n'avaient pas été traitées, on se disait *à priori* qu'il fallait toujours intervenir, on ne cherchait pas à aider la nature dans les efforts qu'elle fait pour amener la cicatrisation ; on voulait la diriger ; on se persuadait qu'une guérison trop prompte pouvait avoir des dangers, et systématiquement on entretenait les plaies en prolongeant la suppuration. C'est ainsi, pour ne citer qu'un seul exemple de ces erreurs anciennes, et qui n'ont plus aujourd'hui qu'un intérêt historique, que dans les plaies faites par instruments piquants, on introduisait toujours des corps dilatants, après les avoir généralement sondées, sous prétexte que leur disposition devait forcément amener la rétention des liquides et toutes les fâcheuses conséquences qui en sont la suite. Or, l'observation des faits donne chaque jour le démenti le plus formel à ces craintes préconçues, et l'on voit ces plaies guérir ordinairement avec une merveilleuse facilité, pourvu qu'on n'y touche pas.

On en était arrivé à croire qu'il y avait des préparations spécifiques non-seulement pour chaque espèce de plaie, mais même pour les différentes périodes d'une même plaie. Aussi chaque chirurgien, comme on peut s'en convaincre par la lecture des anciens auteurs, avait son spécifique à lui, et il pouvait de bonne foi le croire le meilleur.

En effet, on obtient de bons résultats par les moyens les plus différents, et même les plus contraires, parce que la tendance naturelle des plaies est de se fermer, c'est-à-dire de se guérir. Dans certains cas, ceux, par exemple, dont on veut empêcher la réunion contre nature de parties contiguës et où il y aurait intérêt à combattre cette tendance, on voit combien on a de peine à y arriver, et souvent même tous les moyens échouent. Mais les anciens chirurgiens ne raisonnaient pas ainsi. Quand il leur arrivait d'obtenir des résultats fâcheux, ce n'était pas leurs drogues et leurs procédés qu'ils songeaient à accuser, comme souvent ils l'auraient dû ; ils s'en prenaient à la nature, dont ils se défiaient toujours.

Ce fut Paracelse (1), Philippe, Auréole, Théophraste de Hohenheim, qui, au xvie siècle, formula cette idée : que les plaies guérissent naturellement, et qui écrivit : « Sçaches donc que le corps humain contient en soy son propre baulme radical.... lequel a la puissance de guérir les playes.... par quoi le chirurgien se souvienne que ce n'est pas lui qui guérit les playes, mais que c'est le propre baulme radical qui est en la partie mesme. »

Ensuite Magati (2), professeur à l'Université de Ferrare, a soin d'établir que la tendance naturelle des plaies est la guérison ; que les efforts de la nature sont plutôt entravés qu'aidés par : les tentes, les bourdonnets, etc., les emplâtres, les onguents, et il ajoute que ce qu'il faut surtout éviter, c'est le contact de l'air, parce qu'il irrite les plaies, les mouvements ; parce qu'ils dérangent le travail de la cicatrisation et l'ablation du pus, qui constituerait un topique utile, préparé par la nature pour la réparation.

Dans cette dernière assertion, il y a une erreur évidente, parce que la lymphe plastique seule sert à la réparation, tandis que le pus l'entrave. Mais cela n'empêche pas que les autres idées émises par Magati ne soient justes.

L'Académie de chirurgie contribua beaucoup à faire supprimer les tentes, les bourdonnets, etc., et les au-

(1) Traitement des plaies. Traduction Dariot, Lyon 1593, cité par M. Guyon dans ses éléments de chirurgie clinique, Paris 1873.

(2) César Magati, de rara vulnerum medicatione, seu de vulneribus raro tractandis. Venise, 1816, in-folio. Cité par M. Guyon. Loco citato

tres corps dilatants qu'on introduisait dans les plaies, et à faire aussi rejeter de la pratique les liniments, baumes, onguents, emplâtres, et les autres topiques prétendus spécifiques ; et elle fit faire ainsi un grand progrès à la chirurgie.

Mais, pour établir d'une manière sûre les règles à suivre afin d'obtenir une bonne cicatrisation des plaies, il faut d'abord bien s'être rendu compte de la situation et des fonctions des organes, à l'état normal, des modifications qui y sont apportées par les blessures, des troubles qui en résultent, et enfin avoir étudié toutes les phases de la guérison des plaies.

Or, on ne peut se rendre bien compte de toutes ces choses si l'on n'a pas, au préalable, des notions d'anatomie et de physiologie normale et pathologique trèsprécises. Or, ces notions préliminaires indispensables, on ne les acquiert que par la dissection, une sévère observation clinique au lit des blessés, telle qu'on ne peut la faire que dans les hôpitaux, où le service chirurgical est très-bien organisé, l'examen après la mort des blessés, à l'œil nu, puis armé de la loupe et du microscope, des parties lésées, et enfin l'expérimentation sur les animaux vivants.

Sans toutes ces conditions, on n'établit pas ces règles sur des bases solides, et l'on n'a pas l'autorité nécessaire pour les faire adopter d'une manière générale, car il ne suffit pas d'affirmer les résultats d'observations même bien faites ; il faut encore démontrer par quelles raisons anatomiques et physiologiques ces résultats sont hors de toute contestation.

Ce n'est guère que de nos jours que ces notions acquises par des observations consciencieusement faites, et souvent répétées, ont permis de formuler nettement ces règles en écartant les idées préconçues.

Il est bien prouvé maintenant que la plupart des plaies ont une tendance vers une guérison spontanée. On ne parle plus aujourd'hui de la *vertu médicatrice de l'organisme*. Cette expression était juste et constatait d'une manière exacte le résultat final, mais elle avait le défaut de ne pas expliquer le mécanisme de la cicatrisation. De nos jours on est un peu plus avancé, et sans savoir plus qu'autrefois pour quelle raison première les choses se passent ainsi, on peut du moins affirmer, pour l'avoir vu d'une manière constante, que les blessures amènent toujours, dans les parties lésées, et dans tout l'organisme, une réaction dont le résultat est, soit l'épanchement de lymphe plastique, soit la production de bourgeons charnus, et que ce sont cette lymphe plastique ou ces bourgeons charnus qui en s'organisant produisent le tissu fibreux cicatriciel nommé aussi *inodulaire* par Gerdy, qui obture les plaies et en rapproche les lèvres en se rétractant (1).

Presque tous les auteurs tendent à admettre la nature inflammatoire de la réaction qu'amène le traumatisme, et pourtant à la suite de certaines plaies légères, il n'y a que la production de lymphe plastique, que l'on voit toujours accompagner l'inflam-

---

(1) Certaines plaies, guérissant par régénération des tissus, n'offrent plus, après la guérison complète, aucune cicatrice ; mais il n'en est pas moins vrai que, même dans ces plaies, le phénomène réparateur initial a été la production de lymphe plastique.

C'est à dessein que j'emploie l'expression ancienne *lymphe plastique*, parce que je veux éviter, en employant tout autre terme, de trancher incidemment les questions histologiques relatives à l'inflammation et au processus réparateur.

mation, qui autorise à admettre cette opinion, car les
autres symptômes ordinaires de l'inflammation : gonflement, rougeur, chaleur de la partie, et, à plus forte
raison, la fièvre, font absolument défaut.

Quant à la production des bourgeons charnus, elle
est toujours précédée et accompagnée de suppuration,
laquelle, dans le sens clinique, ne se voit jamais sans
inflammation.

De ce que la tendance des plaies est la guérison,
il ne faut pas se hâter de conclure que le rôle du
chirurgien se trouve supprimé; le chirurgien doit,
au contraire, toujours surveiller les plaies, et il aura
souvent à intervenir. Au début, il assurera l'affrontement exact des parties que la nature n'amène pas toujours seule, même dans les cas où il est possible. Plus
tard, dans les plaies qui suppurent, il pourra avoir à
activer ou à modérer la production des bourgeons charnus. Il ne suffit pas, en effet, que les plaies guérissent;
il faut tâcher qu'elles se cicatrisent dans les meilleures
conditions. Enfin le chirurgien devra souvent, dans les
grandes plaies, modérer une suppuration qui, par son
abondance, risquerait d'épuiser les blessés.

Ce qui importe seulement, c'est qu'il connaisse les
phénomènes physiologiques de la cicatrisation, afin
qu'il ne soit jamais tenté de contrarier la nature dans
les efforts qu'elle fait pour amener la guérison, mais
qu'il se borne toujours à la seconder et à supprimer les
causes qui s'opposent à son action réparatrice.

Il y a donc intérêt à établir les grandes indications
qu'il doit remplir. Ces indications, je les ai trouvées dans

le Compendium de chirurgie (1). tracées par Denonvilliers, avec l'autorité qui appartenait à cet illustre maître,
dans un article spécial qui porte pour titre : *Des plaies en
général.* Je les ai retrouvées, et dans les éléments de chirurgie clinique de M. le professeur Guyon (2), qui, dans cet
ouvrage, a classé les pansements d'une manière ration-
nelle et physiologique, et encore dans les leçons orales
que M. le professeur Gosselin (3) a faites à l'hôpital de la
Charité en décembre 1876, et c'est pour moi une vraie
satisfaction que de pouvoir réunir dans ce travail tout
ce qui a été dit sur ce sujet par ces maîtres si autorisés,
dont j'ai l'honneur d'avoir été l'élève, et d'en faire la
base de ce travail.

Je me suis servi aussi de ce que j'ai trouvé dans les
auteurs de cliniques chirurgicales et de traités classiques de chirurgie, et dans les nombreuses publications
récentes inspirées par le louable désir de trouver des
pansements qui constituent des *méthodes* de traitement
des plaies.

Mais avant d'aborder l'exposé des indications à remplir pour le traitement des plaies, il est nécessaire
d'étudier le rôle que jouent les téguments à l'état normal ; l'on comprendra que je donne quelque étendue
à cette étude, puisque mon but est de démontrer que
c'est à la suppression du rôle complexe des téguments
et à toutes les conséquences qui résultent de cette suppression que sont dues les principaux dangers des plaies,

(1) Compendium de chirurgie, T. I, p. 305. Paris, 1845.
(2) M. Félix Guyon. Eléments de chirurgie chimique. Paris, 1873.
(3) Du pansement des plaies. Leçons faites à l'hôpital de la Charité
par M. le professeur Gosselin, rédigées par M. le Dr A. Bergeron,
France Médicale, nos 98, 99, 100, 101 et 102 de décembre 1876.

qüi n'intéressent pas d'organes essentiels à la vie. Quant à celles résultant de la blessures de tels organes. l'on comprend qu'elles empruntent une gravité particulière à l'importance des organes lésés: mais cette gravité est singulièrement augmentée par la destruction des téguments.

Voici comment je me propose de diviser mon sujet :

Dans la première partie,

I. J'exposerai sommairement la manière dont se comportent les plaies avec intégrité ou division des téguments.

II. Puis j'étudierai quel rôle jouent ceux-ci à l'état normal, c'est-à-dire quand il n'y a pas plaie, et par quel mécanisme la division des téguments, après avoir amené la destruction des rapports anatomiques, place les téguments et les parties sous-tégumentaires dans des conditions anormales, et les expose : aux injures des corps extérieurs, à la suppuration prolongée, à l'absorption de produits septiques et aux complications des plaies.

III. Enfin, de cette étude, je ferai ressortir les principales indications à remplir, afin de favoriser la guérison des plaies.

Dans la deuxième partie,

J'apprécierai le mode d'action de quelques pansements, qui sont de véritables méthodes de traitement.

Dans la troisième partie,

J'exposerai les moyens de prévenir et de combattre, quand c'est possible, les complications des plaies.

Dans la quatrième partie,

J'indiquerai le traitement qui convient aux cicatrices

difformes, — aux difformités causées par les cicatricss,
— aux maladies des cicatrices, — et aux fistules établies
à la suite de plaie.

En appendice, j'ajouterai l'application au traitement
de quelques plaies, choisies comme exemples, des indications que j'aurai formulées.

Enfin, je donnerai les conclusions de ce travail.

Ce plan a peut-être le défaut d'être trop étendu, mais
il a l'avantage de me permettre de suivre les plaies dans
toutes leurs phases, et même après leur cicatrisation ;
ce qui à ma connaissance n'a pas encore été fait.

Je me placerai au point de vue de la physiologie pratique, c'est-à-dire de la clinique, me préoccupant moins des
théories pures que de celles dont l'application a été dé-
montrée incontestablement utile dans le traitement des
plaies.

On me saura peut-être quelque gré d'avoir entre-
pris ce travail, où je ne fais la plupart du temps que
réunir pour les exposer les idées de nos maitres, et où
je ne revendique comme m'appartenant que le plan que
j'ai adopté et quelques appréciations qui me sont per-
sonnelles.

Je dois dire en commençant que, bien que j'aie surtout en vue ici les indications que peut remplir le traitement local, c'est-à-dire le pansement, je ne négligerai
pas de signaler ce que le chirurgien peut faire dans
l'intérêt du blessé par des remèdes s'adressant à l'état
général et surtout par une bonne hygiène.

Je ne parlerai pas des plaies qui reconnaissent une
cause générale comme par exemple le scorbut, la variole,
la fièvre typhoïde, la syphilis, parce que bien que même

dans ces sortes de plaies le traitement local ne soit pas sans utilité, il est pourtant bien évident que les plaies ne sont ici que l'effet accessoire d'une maladie générale, à laquelle il faut s'attaquer.

Pour les mêmes raisons, je ne parlerai pas davantage de ces plaies qui ont bien été déterminées par un traumatisme ordinaire, mais contre lesquelles les moyens locaux échouent, parce que les blessés sont atteints d'un vice de constitution ou d'une diathèse qni empêchent la guérison.

Quant aux plaies empoisonnées, envenimées et virulentes, je n'en dirai qu'un seul mot : c'est qu'il faut surtout s'appliquer à empêcher l'absorption des poisons, venins et virus, soit par la succion faite avec la bouche ou des instruments, soit en pratiquant une constriction des parties molles au-dessus de la plaie, afin de comprimer les veines de ces parties et d'empêcher ainsi que les poisons, venins et virus, pénétrant et cheminant dans leur intérieur, n'amènent une infection générale. Ou bien il faut les détruire sur place par le cautère actuel et les caustiques.

Quand on n'a pas réussi à empêcher l'absorption, on doit essayer de provoquer l'élimination par les évacuants, les diurétiques et les sudorifiques.

PREMIÈRE PARTIE

I. — EXPOSÉ SOMMAIRE DE LA MANIÈRE DONT SE COMPOR-TENT LES PLAIES AVEC INTÉGRITÉ OU DIVISION DES TÉGUMENTS.

1° Les plaies doivent leur nocuité à ce que la blessure a non-seulement lésé les parties, mais a encore plus ou moins modifié leurs conditions anatomiques et physiologiques normales; cela se retrouve dans toutes les plaies.

2° A ce que des organes importants ont été lésés : appareils de l'innervation, de la circulation, de la respiration, etc., etc. Ce ne sont que des cas particuliers.

J'aurais voulu traiter de ces plaies dans un chapitre particulier, afin de démontrer que, dans ces plaies comme dans toutes les autres, les indications sont toujours les mêmes, mais que les moyens seuls de les remplir varient. J'avais même commencé ce chapitre, mais je me suis aperçu que je me trouverais entraîné à parler de presque toutes les plaies en particulier; j'ai donc dû y renoncer.

3° A ce qu'elles sont exposées à l'influence de milieux insalubres.

4° Il peut survenir des complications dans toutes les plaies.

Je consacrerai un chapitre à ces complications.

Ce dont je veux m'occuper surtout, ce sont les plaies dont j'ai parlé en premier lieu; c'est-à-dire celles qui doivent toute leur nocuité à ce que le traumatisme a placé les parties dans des conditions anormales.

Tous les auteurs sont unanimes pour constater que les plaies avec intégrité des téguments n'offrent ordinairement aucune gravité, tandis que les plaies des parties profondes, où les téguments ont été détruits, divisés, sont les plus graves, toutes choses étant égales d'ailleurs. Les premières guérissent ordinairement avec facilité et sans accidents, tandis que les autres guérissent avec difficulté et exposent à beaucoup de dangers.

Je rechercherai la cause de cette différence et si j'arrive à bien constater les modifications anatomiques et physiologiques que le traumatisme a apportées dans les plaies des parties profondes avec lésion des téguments, je crois qu'il me sera facile de faire ressortir de la connaissance de ces modifications les grandes indications que doit remplir le chirurgien dans ces plaies, afin de ramener les parties, autant du moins qu'il peut le faire, dans les conditions physiologiques, où elles se trouvaient avant, d'être blessées.

Les autres plaies avec intégrité des téguments étant plus simples et moins graves, il n'y aura pour elles à remplir qu'une partie des indications, et on y arrivera d'une manière plus facile et plus sûre; à moins que leur nature, leur étendue ou leur siége même ne leur donnent une gravité particulière.

Ce qu'il est facile de constater par l'observation la plus grossière, c'est que les plaies avec intégrité des téguments, dont il faut rapprocher celles où l'ouverture de la peau est très-petite, ne présentent pas d'écartement des parties molles, pas ou peu d'écoulement de sang,

qu'elles ont généralemont peu de tendance à l'inflammation, et que la suppuration y est exceptionnelle.

Ces remarques s'appliquent aussi bien aux plaies où les
téguments sont complètement intacts, telles que celles qui
sont produites, dans certaines circonstances, par un corps
contondant, qu'à celles où la blessure des téguments
est vraiment sans importance, comme cela se voit dans
dans les plaies faites par le chirurgien, par la méthode
dite sous cutanée, c'est-à-dire dans celles où il a fait
une très-petite ouverture à la peau, et où il s'est ar-
rangé de telle sorte que cette ouverture ne correspond
pas avec les parties profondes, ainsi que cela se pratique
pour la section des tendons, et la ponction des articulations, soit pour en extraire des corps étrangers, soit
pour y pousser des injections etc.; et comme cela se voit
aussi dans les piqûres, quand le corps vulnérant n'est
pas resté dans la plaie. De plus, on peut remarquer que
l'air ne se met pas en contact permanent avec ces plaies.
Cela est évident dans celles où la peau n'a aucune solution de continuité et dans les plaies chirurgicales,
dont le trajet a été fait oblique avec intention, et où
l'ouverture est très-petite. Cela existe encore dans les
piqûres, où il se forme promptement une croûte de
lymphe plastique concrète.

Dans les plaies, au contraire, ayant divisé ou plus
ou moins désorganisé les téguments, on voit que la
peau, les aponévroses, les muscles, les vaisseaux, les
nerfs divisés se rétractent, qu'il y a presque toujours
écoulement de sang plus ou moins abondant, qu'il y a
tendance à l'inflammation et à la suppuration, et que
le contact avec l'air est établi sur une large surface.

Il est donc naturel de penser a priori que c'est à la lésion des téguments, qui a permis à tous ces phénomènes de se produire, qu'il faut attribuer la gravité plus grande de ce genre de plaies.

C'est la vérité, et en partant des notions physiologiques acquises à la science, je vais rappeler sommairement par quel mécanisme la gravité des plaies est augmentée d'une manière si considérable par la division des téguments.

Ceux-ci, en effet, servent en même temps à protéger contre les corps extérieurs, à maintenir rapprochées les unes des autres les parties sous-jacentes, et à les défendre contre l'absorption des liquides et des solides (je ne parle ici que des solides solubles, les autres étant absolument inabsorbables), et contre le contact de l'air.

II. — ÉTUDE DU ROLE QUE JOUENT LES TÉGUMENTS A L'ÉTAT NORMAL ET DU MÉCANISME PAR LEQUEL LA DIVISION DE CEUX-CI, APRÈS AVOIR AMENÉ LA DESTRUCTION DES RAPPORTS ANATOMIQUES, PLACE LES TÉGUMENTS ET LES PARTIES SOUS-TÉGUMENTAIRES DANS DES CONDITIONS ANORMALES, ET LES EXPOSE A L'INJURE DES CORPS EXTÉRIEURS, A LA SUPPURATION PROLONGÉE, A L'ABSORPTION DES PRODUITS SEPTIQUES ET AUX COMPLICATIONS DES PLAIES

La division des téguments apporte dans les conditions normales des modifications primitives ou secondaires.

Primitivement dans la partie divisée :

1º Elle permet la division des vaisseaux, d'où écoulements sanguins plus ou moins considérables.

2º L'ouverture des voies lymphatiques.

3º La section de filets nerveux.

4° Elle supprime la contention des parties sous-tégumentaires, d'où résulte leur écartement et la destruction de leurs rapport anatomiques.

5° Elle permet la pénétration de corps étrangers dans ces
parties et les laisse exposées aux injures des corps
extérieurs.

6° Elle supprime l'obstacle qu'apporte la couche épider-
mique de la peau à l'absorption des liquides et des
solides.

7° Elle expose les parties sous-tégumentaires au contact
de l'air.

Secondairement :

L'air peut amener des décompositions dans les plaies
par son seul contact prolongé ou en y introduisant des ferments ou des produits septiques.

1° De la non-contention des parties molles, et du contact
de l'air résultent : la formation du pus.

2° L'écoulement au dehors du pus, dont l'abondance
peut-être une cause d'épuissement.

3° De la non-contention des parties molles résultent des
cavités où peut croupir le pus.

Je vais étudier les différents rôles des téguments à
l'état physiologique et les conséquences qui résultent
de leur division.

*Modifications primitives apportées dans les conditions nor-
males par la division des téguments.*

1° *Division des vaisseaux ; Écoulements sanguins.* —
Les artéres divisées des téguments et aussi des
autres parties molles sont, immédiatement après la

blessure, et par l'effet de l'excitation produite par le contact subit des corps vulnérants et de l'air, dans un état de spasme. C'est-à-dire que les fibres musculaires, disposées en cercle de leur tunique moyenne se contractent au point d'accoler les parois du vaisseau, de sorte que le sang ne peut d'abord s'écouler ; comme on le voit dans les plus simples coupures, aussi bien que dans les opérations. Mais bientôt ce spasme disparaît, les parois cessent d'être accolées, et le vaisseau se contractant toujours énergiquement, bien que d'une manière moins violente, chasse dans l'intérieur de la plaie et au dehors, le sang qui peut alors traverser ses extrémités divieées. Les différentes positions et les mouvements favorisent tantôt la formation, tantôt le décollement des caillots. Le même effet se produit dans les vaisseaux qui ne sont pas divisés ; ceux-ci ne peuvent laisser passer au travers de leurs parois intactes *les éléments figurés du sang*, ou du moins ils n'en laissent passer qu'une petite quantité, mais au bout de quelque temps après la blessure ils en laissent suinter les parties fluides.

Beaucoup d'auteurs admettent la diapedèse, c'est-à-dire le passage, à travers les vaisseaux intacts, des globules blancs du sang (leucocytes) et des globules rouges eux-mêmes.

D'autres auteurs, au nombre desquels je dois citer M. Ch. Robin, pensent que les leucocytes naissent sur place par genèse, au milieu et aux dépens des liquides de la plaie ; en tout cas il y a ordinairement formation de pus.

Les veines aussi fournissent du sang, mais en général en bien moins grande quantité que les artères, parce

que leurs parois s'affaissent presque instantanément
sous l'influence du contact de l'air, qui agit et par sa
pression et par sa température froide, comparée à celle
du corps humain ; dans certains cas pourtant les veines
produisent des hémorragies considérables, et qu'il est
parfois même difficile d'arrêter.

Le sang épanché se coagule, et concrété il peut provoquer l'inflammation, au même titre qu'une épine sé-
journant dans les chairs.

2° *Le rôle des lymphatiques*, facile à constater, quand
les téguments seuls ont été interressés, est à peu près
impossible à reconnaître dans les plaies profondes.

Ces vaisseaux doivent jouer un rôle dans l'absorption
des liquides septiques et des virus, mais les veines y
prennent certainement une plus grande part, puisqu'elles absorbent davantage et plus vite.

3° *Divisions de filets nerveux.* — Dans ces sortes de
blessures des nerfs sensitivo-moteurs et végétatifs se
trouvent, les uns divisés complètement, les autres incomplètement. Or on sait que les premiers ne peuvent plus
remplir leurs fonctions, qui est de transporter l'influx
nerveux, puisque le cordon nerveux qui établit la communication entre les centres nerveux et la périphérie se
trouve coupée en un point.

Il s'ensuit que la sensibilité musculaire est détruite,
que l'excitation aux mouvements, soit sous l'influence
de la volonté, soit sous l'influence des causes réflexes,
ne peut se produire par ces filets ; il en résulte des para-
lysies partielles des organes qu'ils animent et par suite
des modifications dans les secrétions et les exhalations,

qui sont sous la dépendance des nerfs sensitifs et végétatifs ; ceux qui sont incomplètement divisés donnent
lieu à des douleurs souvent très-vives.

Quant aux effets produits par la section complète ou
incomplète des nerfs vaso-moteurs, ou par leur exposition à l'air, je n'en parlerai pas. Ils doivent certainement
prendre une certaine part dans les phénomènes, qu'on
observe dans les vaisseaux, mais leurs origines et leurs
fonctions sont encore peu connues, et il serait difficile,
dans l'état actuel de la science, d'en rien dire.

Les auteurs ne sont même pas d'accord sur le mécanisme des vaso-dilatateurs, qui sont regardés par les uns
comme ayant une action propre, et par les autres (en tête
desquels je citerai M. Vulpian) comme dépresseurs des
nerfs vaso-contricteurs.

4° *Suppression de la contention des parties sous-tégumentaires*. — La peau aidée des aponévroses maintient les parties sous-jacentes dans un état de contention très-énergique. Quand la peau et les aponévroses
sont divisées, les muscles tendent immédiatement à
faire hernie au dehors. Toutes les parties molles se
déplacent en vertu de leur élasticité, de leur contractilité, ou en obéissant aux lois de la pesanteur. Souvent il se forme ainsi des cavités favorables à la
collection, à la stagnation et au croupissement du
pus. Car il suffit que la pression normale manque dans
un point du corps pour que le sang, la sérosité et le pus,
s'il en existe, viennent s'y accumuler. On en voit un
exemple frappant dans les cas de décollements de la
peau, à la suite de *plegmons diffus*, ou de plaies contu-

ses, où la suppuration reste intarissable tant que le chirurgien n'intervient pas, et où elle se supprime pourtant avec une grande facilité, quand on arrive, par une compression bien faite, à appliquer exactement les téguments sur les parties sous-jacentes et à favoriser leur recollement.

Dans les différents mouvements les frottements des parties molles, les unes contre les autres, produisent de l'irritation et peuvent amener une tendance à l'inflammation. On peut éviter les inconvénients des mouvements et des frottements : par la position et des appareils inavovibles, assurant l'immobilité des parties blessées.

5° Suppression de la protection des téguments contre la pénétration des corps étrangers et l'injure des corps extérieurs.

La peau s'oppose efficacement à la pénétration des corps étrangers venus du dehors par son tissu fibreux; par les fibres élastiques et musculaires qui réagissent au contact de ces corps, elle tend à les repousser.

Le tissu cellulo-adipeux, qui la double, forme comme un coussin protecteur qui amortit leur choc.

Les aponévroses, constituées surtout par du tissu fibreux, offrent encore un nouvel obstacle à leur pénétration.

La peau, par son élasticité, sa contractilité musculaire et sa facilité de glissement sur le tissu cellulaire amortit les chocs et frottements des corps extérieurs. Les poussières mécaniquement irritantes et les miasmes septiques sont arrêtées par la couche cornée de l'épiderme, qu'ils ne peuvent traverser, si elle est intacte.

Quand les téguments sont détruits, les parties molles

sous-jacentes se trouvent dépourvues de ces moyens de protection.

6° *Suppression de la protection contre l'absorption par les plaies.* — La peau, protégée par l'épiderme intact, n'absorbe pas les liquides, ni les solides solubles ; mais quand elle est divisée en un point, l'absorption peut avoir lieu par les parties de la peau, qui se trouvent au-dessous de la couche cornée de l'épiderme et par toutes les parties sous-tégumentaires. Car tous les tissus possèdent plus ou moins la faculté d'absorption, comme cela a été démontré expérimentalement.

Plus les tissus sont vasculaires, plus ils absorbent avec énergie et rapidité.

Tous les auteurs sont d'accord pour admettre que c'est l'absorption de produits septiques, c'est-à-dire d'après l'étymologie (σηπειν σηπικος) corrompus, qui produit la septicémie.

La septicémie est une des plus graves complications des plaies. Elle se traduit tantôt par les *fièvres traumatiques graves,* et les *gangrènes foudroyantes* (Maisonneuve), que Velpeau appelait *septicémies gangréneuses avec érysipéle bronzé,* tantôt par l'*infection purulente ou pyohémie,* tantôt par l'*infection putride* qui aboutit à la fièvre hectique.

J'éviterai avec soin de parler ici de toutes les questions, jusqu'à présent non résolues, que soulève la pathogénie de la septicémie. On trouvera dans l'excellent mémoire de M. le Dʳ Puel (1), non-seulement le résumé, mais la

(1) M. le Dʳ Puel, De l'action de l'air sur les plaies. Mémoire couronné par la Société de chirurgie. Paris, 1876.

discussion de toutes les théories, qui ont été proposées sur cet important sujet.

Mais au point de vue des indications à remplir, je ne puis me dispenser de dire que les deux seules causes possibles de la septicémie, que le chirurgien doit par tous ses efforts chercher à supprimer ou du moins à atténuer, sont :

1° L'exposition de tissus ayant la faculté d'absorber, à des milieux qui contiennent des matières septiques, ou des particules capables de produire la septicité.

2° L'altération du pus de la plaie du blessé lui-même.

En effet, d'une part à la suite des plaies même légères, que la division des téguments a laissées exposées au contact de l'air, on voit souvent la septicémie, tandis que dans les plaies sous-cutanées, même graves, elle est tout à fait exceptionnelle.

Et d'autre part, dans des milieux qui paraissent parfaitement salubres, on voit fréquemment la septicémie se déclarer à la suite de certaines plaies présentant des conditions particulières. Il me paraît en effet impossible de ne pas reconnaître avec M. Gosselin que la septicémie se voit surtout quand il y a eu croupissement du pus dans une cavité profonde, et particulièrement quand le canal médullaire d'un os est ouvert au fond de la plaie. M. Gosselin suppose que la graisse médullaire, mélangée aux matières gélatineuses des os, produit un pus plus délétère ; mais ce n'est qu'une hypothèse, comme d'ailleurs il a soin de le dire lui-même. M. Gosselin fait encore remarquer que ces sortes de plaies ont une grande puissance d'absorption. En outre ces plaies offrent les conditions les plus favorables à la stagnation du pus, et par suite à ses altérations, puisqu'elles présentent une cavité profonde, dont on ne peut affronter les parois.

La présence dans une plaie de tissus mortifiés est aussi une condition favorable à la production de la septicité.

Chaque plaie en suppuration pouvant fournir des produits septiques, il peut suffire d'une seule plaie pour former un foyer d'infection ; mais un pareil foyer sera formé encore plus sûrement et sera plus intense, quand il y aura réunion d'un certain nombre de blessés à pus altéré, dans un même local.

La septicémie paraît pouvoir naître aussi bien, sous l'influence d'un contact direct, que sous l'influence du transport, par l'air, de produits septiques sur la plaie. Quand on a pu soustraire, jusqu'à la formation de la couche des bourgeons charnus, la plaie au contact de l'air, on évite généralement les manifestations précoces de la septicémie, c'est-à-dire les accidents foudroyants et les fièvres traumatiques graves. Mais l'infection purulente ne se déclare ordinairement que quand cette couche des bourgeons charnus est déjà organisée, puisqu'elle se manifeste le plus souvent entre le huitième et le quinzième jour, rarement plus tôt, quelquefois plus tard. Quant à l'infection putride qui aboutit à la fièvre hectique, elle se montre souvent bien plus tard encore.

Les variations atmosphériques paraissent avoir une influence incontestable sur le développement de la septicémie ; il faut tenir compte aussi de la prédisposition individuelle : tous n'ont pas la même aptitude à la septicémie, et en général un individu, qui se trouve dans un état pathologique antérieur, y est plus prédisposé.

Les plaies absorbent aussi les virus, venins et poisons.

7° *Action de l'air sur les plaies.* — Afin de ne pas scinder le sujet, je traiterai dans cet article des effets primitifs et des effets secondaires de l'action de l'air sur la plaie.

L'épiderme est très-peu perméalable aux gaz; mais quand, par suite d'un traumatisme, la peau n'existe plus sur une partie du corps, l'air vient agir mécaniquement sur les parties sous-jacentes, par sa pression directe, et aussi par sa température ordinairement froide par rapport à celle du corps. On sait que le froid augmente l'excitabilité des nerfs, la contractilité des muscles et resserre aussi les membranes élastiques et fibreuses.

On voit bien nettement l'influence de l'air froid sur la contractilité des muscles, quand en dehors même de toute blessure se produit ce qu'on appelle vulgairement la chair de poule, par la contraction des fibres musculaires lisses, qu'elle contient et principalement de celles qui appartiennent aux glandes sébacées.

Le froid permanent des climats froids est défavorable à la cicatrisation des plaies, tandis que les pays chauds lui sont très-favorables, contrairement à l'opinion reçue dans le peuple et parmi les gens du monde, qui croient que, dans ces climats, les plaies guérissent mal et y sont exposées à la gangrène.

En effet, Larrey, dans ses Mémoires, constate que les plaies guérissaient mieux dans les campagnes d'Egypte et d'Italie, que dans les campagnes des climats plus froids. Mais je crois que ce qu'il y a de plus fâcheux pour les plaies, ce sont les variations atmosphériques brusques.

Elles sont souvent la cause déterminante du tétanos. Mais je crois, bien que ce ne soit pas dit explicitement par les auteurs, qui ont traité des plaies, qu'elles peuvent avoir d'autres effets fâcheux.

Ne voit-on pas souvent des plaies, qui étaient en bon état, changer subitement d'aspect, et cesser tout d'un coup de marcher vers la guérison, parce que le blessé, quittant une salle bien chauffée, s'est exposé en en sortant à un air froid, sans faire d'autre imprudence. Ce qu'on voit journellement, ce sont les maladies aiguës internes : pleurésie, pneumonie, rhumatisme succéder à un refroidissement subit. Je crois qu'on peut admettre que les fâcheuses modifications, que l'on voit subitement survenir dans les plaies, à la suite des variations atmosphériques brusques, sont bien dues à ces variations elles-mêmes.

Ces brusques *alternatives de chaud et de froid, de sécheresse et d'humidité*, etc., paraissent agir sur les vaisseaux, en amenant tour à tour leur contraction et leur dilatation, et y entravant ainsi la circulation, ils amènent facilement l'inflammation. On sait que, quand celle-ci est produite expérimentalement sur les animaux, on voit ces alternatives de contraction et de dilatation, auxquelles succède enfin la paralysie des vaisseaux et la stagnation du sang, suivie de la sortie des globules du sang hors dés vaisseaux, par rupture de ceux-ci ou par diapédèse.

Mais de plus cette modification subite, qu'elles amènent dans l'aspect et la marche des plaies, n'autorise-t-elle pas à supposer qu'elles favorisent la production de la matière septique?

En outre l'air agit chimiquement sur les plaies de deux façons différentes :

1° Par le contrat direct de ses gaz avec les tissus et les liquides de l'économie. L'oxygène seul irrite les plaies et peut provoquer de l'inflammation, tandis que les autres gaz de l'air, azote et acide carbonique, ne déterminent aucune irritation; au contraire même l'acide carbonique serait favorable à la cicatrisation.

Il y a des cas, où la plaie ne tend pas à la réparation, et où l'on se trouve bien de ne la recouvrir d'aucun pansement, mais de la laisser exposée à l'air, qui l'excite et lui redonne de la vitalité. On comprend facilement que l'excitation, nuisible aux plaies de bonne nature, soit favorable aux plaies atones.

2° Enfin l'air transporte sur les plaies des ferments, auxquels il sert de véhicule. M. Pasteur en a constaté l'existence à l'aide du microscope. M. Tyndall en a démontré directement la présence, en faisant voir qu'un rayon lumineux concentré sur, ou dans le voisinage d'une plaie, est éclairé, tandis que ce même rayon lumineux projeté sur des gaz ne contenant aucune particule solide ou liquide paraît obscur (1).

Les ferments sont de deux sortes : les uns qu'on peut appeler vrais sont des êtres vivants, animaux ou plantes; les autres qu'on peut appeler faux ferments, et auxquels

(1) On sait qu'un gaz parfaitement pur et qui ne contient ni particules solides ou liquides, ni vapeurs, est obscur et n'est pas susceptible d'être éclairé.

on a donné le nom des *zymases*, sont des matières azotées, qui agissent par catalyse, c'est-à-dire par leur seule présence, et sans rien perdre eux-mêmes de leur substance, de la même façon que le bi-oxyde de manganèse ou l'oxyde de cuivre qui, mis en contact avec le chlorate de potassium, favorisent le dégagement de l'oxygène. De la même manière encore que la diastase salivaire et pancréatique convertissent les matières féculentes en dextrine et en glycose, et le sucre de canne en glycose ; que la pancréatine qui dédouble, en présence de l'eau, les corps gras en acides gras et en glycérine ; que la pepsine, qui n'agit qu'en présence d'un acide libre (chlorhydrique, lactique, phosphorique), et transforme les matières albuminoïdes en peptones.

On peut admettre que certains miasmes pathologiques sont des ferments catalytiques ou zymases, produisant des dédoublements et des transformations moléculaires dans les composés éminemment complexes et instables qui constituent l'organisme vivant. (1)

Ces miasmes, qu'on les appelle ferments catalytiques ou autrement, paraissent contribuer à amener la putridité des plaies, d'où peut naître la septicémie.

Quoi qu'il en soit, l'observation nous apprend que c'est surtout quand il y a encombrement, c'est à dire agglomération de personnes, et dans le cas dont je m'occupe de blessés dans un même endroit, que les plaies guérissent difficilement, fournissent du pus de mauvaise nature et présentent, comme complications, les différentes manifestations de la septicémie. On voit surtout ces complications après les grandes guerres, qui amè-

(1) Dictionnaire de Littré et Robin.

nent l'entassement forcé des malades dans les salles, qui ne peuvent pas toujours être assez spacieuses.

Il ne faut pas oublier que dans les questions de ferments il faut tenir compte, non pas seulement des ferments eux-mêmes, mais des terrains propres à les recevoir. Car, de même que les graines des plantes, emportées par le vent, ne germent pas sur tous les sols, mais seulement sur ceux qui leur conviennent, de même les ferments se développent de préférence sur les plaies qui leur présentent des conditions favorables, c'est-à-dire celles qui ne tendent pas vers la réparation, parceque le travail de dénutrition l'emporte sur celui de nutrition. Car les germes vivent, croissent et se multiplient mieux dans les milieux organiques altérés que dans ces milieux bien vivants.

On trouve ce défaut de tendance des plaies à la réparation chez les blessés, qui sont débilités par une cause physique quelconque : maladies antérieures, privations, fatigues excessives, etc., et par des émotions morales tristes auxquelles il faut accorder une grande importance. C'est ce qui explique ce fait toujours remarqué après les batailles : que les blessés des vaincus guérissent toujours moins bien que ceux des vainqueurs.

En dehors des observations faites sur les plaies après les guerres, on constate que c'est dans les hôpitaux que les plaies guérissent le moins bien, malgré les soins qu'y sont donnés mieux peut-être que partout ailleurs, tandis que à la ville elles guérisent avec plus de facilité. Mais elles guérissent encore bien mieux dans les campagnes qu'à la ville. Et cependant, à la campagne, si l'air est pur à l'extérieur, les habitations sont mal aérées, peu spacieuses, tenues malproprement la plupart du temps ; les habitants aussi sont souvent malpropres, et couchent en assez grand nombre dans une même pièce, dans laquelle encore sont les bestiaux dans certains pays (certaines parties de l'Auvergne). On trouverait donc à la campagne toutes les conditions réunies pour l'accumulation des ferments organisés que transporte l'air, mais on n'y trouve pas accumulées de particules azoteés provenant de tissus pathologiques, en un mot de miasmes organiques.

Au contraire, dans les hôpitaux, surtout quand les circonstances font qu'il y a grande agglomération de blessés dans les mêmes salles, ces particules pathologiques, qui proviennent des plaies, sont en si grand nombre qu'elles constituent de véritables foyers d'infection.

Les exhalations pathologiques provenant de maladies internes pouvant donner naissance à des produits septiques : (variole et autres fièvres éruptives, fièvre typhoïde, etc.,) produisent les mêmes effets et peut-être plus fâcheux encore, car on a remarqué que les plaies se comportaient très-mal dans les salles de malades atteints de ces maladies.

Il me semble donc qu'on peut affirmer sans crainte : que ce qui constitue un des obstacles les plus sérieux à la guérison des blessés, ce sont les faux ferments ou ferments pathologiques, soit qu'ils agissent directement par eux-mêmes, soit qu'en s'introduisant dans les plaies ils y produisent des transformations particulières des liquides et des solides qui rendent le terrain plus favorable au développement des ferments vivants contenus dans l'atmosphère.

Modifications secondaires apportées dans les conditions normales par la division des téguments.

Formation du pus. — Elle est bien due dans les plaies à l'absence des téguments qui, comme nous l'avons vu, exercent à l'état normal une contention puissante sur les parties sous-jacentes et les protége contre l'air. Car on voit la suppuration dans la majorité des plaies exposées, même de celles qui sont peu graves, tandis que dans les plaies sous-cutanées même graves, elle est tout à fait exceptionnelle.

Ecoulement de la sérosité et du pus. — Ces liquides étant formés aux dépens du sang, leur écoulement abondant ou prolongé constitue une perte de matériaux qui auraient été employés utilement à la nutrition et au renouvellement des tissus. Il peut amener l'épuisement et la mort des blessés.

Cavités où séjourne le pus. — Les cavités, résultant du dérangement des rapports anatomiques et du déplacement des parties, favorisent, ainsi que je l'ai signalé plus haut, la collection et la stagnation du pus. La stagnation amène facilement l'altération putride du pus, qui peut donner naissance à la matière septique qui cause les infections générales. On comprendra sans que j'aie besoin d'y insister l'immense danger qui résulte de l'existence de ces cavités.

INDICATIONS A REMPLIR AFIN DE FAVORISER LA GUÉRISON DES PLAIES.

De tout ce qui précède, il résulte que ce qui fait la gravité des plaies dont je m'occupe, c'est bien la suppression des différents rôles de protection des téguments et les conséquences qui en sont les suites.

De là ressortent nettement les indications à remplir pour favoriser la guérison de ces plaies. Elles consistent à supprimer, dans la limite du possible, les modifications apportées par la division des téguments.

Parmi ces indications il en est deux essentielles et qui résument toutes les autres, mais que malheureusement on ne peut pas toujours remplir, ce sont :

A. Les conditions hygiéniques.

La première et la plus essentielle de toutes les indications serait de placer les blessés dans des milieux hygiéniques sains, c'est-à-dire, d'après ce que nous avons vu, de les éloigner des malades atteints de maladies internes pouvant fournir des produits septiques, et de les placer, autant que cela est possible, dans des salles spacieuses et où surtout les blessés ne seraient pas en trop grand nombre. Il faudrait en outre veiller minutieusement à la propreté de tous les objets qui peuvent transporter sur les plaies les ferments vivants ou les ferments catalytiques appelés zymases.

Il faut aussi donner aux blessés un régime tonique et une nourriture substantielle pour relever leurs forces affaiblies par des pertes de sang, la suppuration et diverses autres causes, et aussi pour diminuer l'absorption des matières nuisibles par les plaies, puisque chez l'homme à jeun ou insuffisamment nourri l'absorption se fait avec beaucoup plus d'énergie que chez l'homme bien nourri.

La preuve de ce fait est fourni par l'autophagie que l'on constate chez ceux, qui périssent d'inanition, aussi bien que par la plus grande lenteur, avec laquelle se fait l'absorption des poisons inoculés, pendant que dure la digestion des aliments.

Il est évident que les conditions hygiéniques n'ont pas d'influence sur les modifications apportées par l'absence des téguments, mais nous savons que dans des milieux salubres les plaies même graves guérissent bien : parce que dans ces conditions il ne se forme pas ordinairement de produits septiques, ce qui est un des plus grands dangers des plaies. C'est ce qui m'a décidé à mettre en première ligne l'indication de placer les blessés dans les meilleures conditions hygiéniques possibles.

B. La réunion immédiate.

Si l'on pouvait obtenir une cicatrisation instantanée, ou n'aurait plus à s'occuper des plaies puisqu'on les aurait supprimées. On peut presque réaliser ce résultat par la réunion immédiate, quand elle réussit, puisqu'alors en vingt-quatre heures la plaie est fermée.

On l'obtient en affrontant bien exactement les lèvres de la plaie cutanée, soit au moyen de bandelettes agglutinatives, ou mieux de sutures. Malheureusement elle

échoue souvent, et ses insuccès sont dus non-seulement
à la nature des plaies, qui ne permettent pas un affrontement parfait des parties, mais encore aux circonstances hygiéniques qui, mauvaises, s'opposent à la réussite,
à un état pathologique qui entrave la réparation,
peut-être aussi au climat ; car on a remarqué qu'on a
obtenu des succès en Italie et dans le midi de la France,
tandis qu'à Paris on échoue non-seulement dans les hôpitaux, mais dans la pratique privée.

Et quand la réunion immédiate échoue, elle expose
à de graves dangers, à cause de la rétention des liquides dans la plaie, quand les téguments plus faciles à
affronter et plus vasculaires, se sont réunis, « d'où peuvent résulter l'inflammation, la tension, l'étranglement
des tissus ; et, par suite, les décollements, les fusées
purulentes, les phlegmons ; et aussi la lymphangite,
la phlebite, l'érysipèle, les résorptions. La réunion immédiate, faite dans de mauvaises conditions, peut enfin
déterminer la formation d'abcès consécutifs, en s'oppo-
sant à l'expulsion d'un séquestre osseux, ou de tout
autre corps étranger, tel que les fils à ligature » (1).

Devant des dangers aussi graves, il est donc sage de
réserver la réunion immédiate proprement dite pour
un très-petit nombre de plaies, celles par exemple qui
sont peu profondes et très-faciles à affronter, ou
celles faites par le chirurgien dans les autoplasties,
qui ne peuvent réussir sans réunion immédiate.

Il vaut mieux dans la majorité des cas ne chercher
qu'une réunion immédiate partielle, en laissant suppu-

<hr>

(1) M. Guyon. Eléments de chirurgie clinique, p. 380,

rer les angles des plaies, où l'on place des drains pour favoriser l'écoulement des liquides, ainsi que le font M.Azam et les autres chirurgiens de Bordeaux et M. Lister, comme je le dirai quand j'exposerai les avantages de ces pansements. Mais il y a des cas où l'on ne peut pas pratiquer même cette réunion partielle, ce sera alors au pansement proprement dit de remplir ces indications, et de suppléer, autant que ce sera possible, à l'absence des téguments et aux fâcheuses conséquences, qui en sont les suites et que j'ai exposées plus haut. Quand on n'a pu employer ni la réunion immédiate, proprement dite, qui supprime les plaies, ni la réunion immédiate incomplète, qui en atténue singulièrement toutes les fâcheuses conséquences, il faut s'efforcer de combattre, une à une, par les moyens que je vais indiquer, les modifications apportées dans l'état normal par la division des téguments.

Indications à remplir pour suporimer ou atténuer les modifications primitives apportées dans les conditions normales par la division des téguments.

1₀ *Moyens employés pour arrêter les écoulements sanguins et les hémorragies capillaires.* — Je ne parlerai ici que de ces hémorrhagies, réservant pour le paragraphe que je consacrerai aux complications des plaies, celles qui sont fournies par des vaisseaux plus importants.

Je dois insister sur ce fait qu'ordinairement les écoulements de sang, qui se produisent primitivement et sur un individu sain, se suppriment facilement. Très-souvent il suffît, pour les arrêter, de laisser ces plaies exposées à l'air pendant quelques instants. Mais que les hémorrhagies primitives rebelles et surtout les hémorrhagies secondaires reconnaissant presque toujours pour cause une véritable dyscrasie aiguë ou chronique du sang, dépendant d'une altération organique générale, d'une diathèse ou d'une infection, les moyens locaux sont presque toujours insuffisants pour les arrêter.

Dans certains de ces cas M. Verneuil a eu à se louer de l'emploi du sulfate de quinine donné à l'intérieur. La médication générale dirigée contre la maladie principale préviendra le retour de ces hémorrhagies secondaires.

Contre les hémorrhagies capillaires, on emploie souvent la compression locale, faite avec les doigts ou avec des boulettes de charpie que l'on maintient quelque temps en contact avec la partie qui donne du sang.

Quelquefois, dans les cas rebelles, on a recours à la compression médiate de l'artère principale faite avec les doigts, des tourniquets, ou d'autres appareils ; ou bien à la compression générale médiate des veines de toute a partie inférieure du membre au moyen de bandes oulées ordinaires, ou en tissu élastique. On se sert aussi de corps pouvant absorber les liquides : amadou, charpie, etc., toiles d'araignées, d'un usage fréquent darmi les gens du peuple. Ces corps, se laissant pénétrer, favorisent la coagulation du sang, et en se gonflant compriment des vaisseaux.

Pour arrêter ces hémorrhagies, la *position* agit efficacement ; il faut maintenir élevée la partie lésée, afin que la pesanteur gêne l'abord du sang artériel dans la plaie et produise le dégorgement des veines.

Les *astringents* sont d'un fréquent usage. Ils ont tous la propriété de resserrer les tissus et surtout le système capillaire, au point d'arriver à effacer de calibre des petits vaisseaux. Quelques-uns d'entre eux possèdent en plus de la propriété astringente celle de coaguler le sang.

Le *froid* est l'astringent le plus naturel, il fait contracter énergiquement les vaisseaux. On l'emploie, soit sous forme de compresses imbibées d'eau froide ou glacée, soit en affusions, soit en irrigations. On se sert aussi quelquefois de glace appliquée sur la plaie, directement, ou en interposant des compresses.

Astringents médicamenteux liq des. — Les *astringents médicamenteux* sont presque tous en même temps coagulants du sang.

Les plus usités sont :

L'alcool pur versé directement sur la plaie, ou sur de la charpie qu'on transporte sur celle-ci. L'alcool produit de très bons résultats.

Les solutions de *tannin*, ou les décoctions d'*écorces de chêne* et de *quinquina*.

On peut se servir de la même façon de solutions d'*alun*, de *vinaigre*.

Giraldès employait le *baume de commandeur* et M. Guyon emploie *l'eau de Pagliari*. Ce sont deux bons hémostatiques.

Perchlorure de fer. — C'est un hémostatique puissant qui agit comme astringent, et en coagulant le sang; mais en solution concentrée il est aussi caustique et produit des eschares (1).

Il est des cas où cette action caustique doit être recherchée, c'est quand l'hémorrhagie est limitée en une partie de peu d'étendue et ne cède pas à d'autres moyens; alors on doit porter sur l'orifice des vaisseaux ou sur la partie saignante la solution de perchlorure à 25° ou 30° au moyen d'une allumette, d'un manche de pinceau, ou d'une petite boulette de charpie, afin que l'escharification soit bien limitée.

Mais pendant un temps assez long le perchlorure à 30° a été employé avec abus surtout par les personnes étrangères à la médecine qui, pour arrêter des hémorrhagies parfois insignifiantes, couvraient des plaies assez vastes de solution de perchlorure à 30° ou de coton imprégné à l'avance de cette solution sans se préoccuper des eschares assez considérables quelles produiraient sans besoin.

C'est pourtant pour ne pas avoir ces eschares en surface que les chirurgiens n'emploient pas le cautère actuel, dans ces sortes d'hémorrhagies.

Quand on ne cherche que l'hémostase avec le perchloruré de fer, il faut étendre la solution à 30° de 2 à 6 fois son volume d'eau.

Poudres. — Les poudres sont celles de lycopode, et

(1) Le persulfate de fer employé en Angleterre, et les autres persels de fer ont les mêmes propriétés.

des écorces de chêne et de quinquina. Les deux derniè-
res agissent d'une double façon :

a. Par leurs propriétés astringentes ;

b. Par un effet mécanique : en se mélangeant avec le
sang, ou les autres liquides de la plaie qu'elles absorbent, elles forment une sorte de magma, une croûte
épaisse et résistante, qui s'oppose à l'écoulement du
sang ; mais cette croûte a le grave inconvénient de
jouer le rôle de corps étranger, et l'on doit rejeter absolument l'emploi de ces poudres dans les plaies un
peu profondes.

2° *La division des vaisseaux lymphatiques* ne fournit
pas d'indications spéciales.

3° *Indications que donne la section des nerfs.* —
Quand il ne s'agit que de tout petits filets nerveux, il
n'y a pas à s'en occuper d'une manière spéciale. Ces
petits filets seront suppléés par d'autres ; mais s'il s'agit
de nerfs importants entièrement divisés, il faudra les
maintenir rapprochés par un fil qui traversera leurs
deux extrémités et les maintiendra en contact, afin d'obtenir leur cicatrisation.

Car on peut, surtout, si le sujet est jeune, espérer la
disparition de la cicatrice, la régénération des nerfs et
le retour des fonctions physiologiques.

Si ces nerfs n'ont été divisés qu'incomplètement, il
faut autant que possible favoriser la production des
bourgeons charnus ; car, de même que dans le cas de
section complète, on peut espérer la régénération nerveuse.

*4° Moyen de suppléer la contention des parties sous-tégu-
mentaires —* On peut suppléer à celle exercée normalement
par les téguments par les agglutinatifs: sparadrap de diachylon, taffetas d'Angleterre, collodion et par les bandes
roulées et enfin en assurant l'immobilité plus ou moins
absolue de la partie blessée, afin que les mouvements
n'augmentent pas l'écartement des organes.

Avec les agglutinatifs et les bandes, on fait sur les
parties molles une compression ou pour mieux dire une
contention, qui les rapproche les unes des autres ainsi
que les téguments.

La contention qui s'exerce médiatement sur les vaisseaux empêche les liquides d'arriver en trop grande
abondance dans la plaie; on pourrait employer dans le
même but une compression modérée permanente des
artères. Il faut des fluides pour l'organisation de la
lymphe plastique, mais s'ils sont trop abondants ils
amènent une suppuration trop considérable.

Quand les parties sont régulières, ces moyens suffisent, mais quand elles sont irrégulières de forme, par
exemple à la partie inférieure de la jambe, à la paume
des mains et à la plante des pieds, pour obtenir une contention partout uniforme, il faut combler les enfonce-
ments des parties par des substances molles.

On emploie pour cela l'amadou, l'ouate, l'étoupe, des
compresses graduées ou non, etc..., que l'on dispose de
façon à ce qu'elles remplissent bien le but qu'on se propose.

Si la plaie est anfractueuse, avec perte de substance
et s'il y a des cavités où le pus puisse s'amasser, séjourner et croupir, c'est là, peut-être, le plus grand de

tous les dangers que puissent offrir les plaies, parce que le pus qui séjourne peut, en s'altérant, fournir des produits septiques. En outre, les ferments venus du dehors trouvent là un terrain des plus favorables pour vivre et se développer.

Comme dans ces cas il est difficile de rapprocher suffisamment les parties, il ne faut pas hésiter, s'il en est besoin, à faire des contre-ouvertures et à placer des drains pour favoriser l'écoulement du pus.

On introduira dans les cavités de la charpie ou encore, plutôt de l'ouate, rendue perméable à l'eau, de la façon que j'ai déjà indiquée.

Après cela on assure la contention la plus exacte possible par tous les moyens indiqués plus haut.

Dans beaucoup de cas on se trouve bien de faire ce que Denonvillers conseillait sous le nom de compression carrée, c'est-à-dire de mettre de chaque côté, et aux deux extrémités de la plaie, quand cela est possible, comme par exemple à la partie postérieure de la cuisse, des compresses ou de l'ouate disposée à la demande, de telle sorte que toutes les parties environnantes étant comprimées viennent pour ainsi dire exprimer le pus vers la plaie, sur laquelle on applique, soit de la charpie, soit de l'ouate en moins grande épaisseur que les compresses environnantes. On maintient le tout par des tours de bandes. L'avantage de ce pansement, qui n'est pas applicable partout, c'est que tout le pus est sans cesse ramené vers la plaie qui étant moins comprimée que son pourtour, le laisse facilement écouler.

5° *Moyens de rétablir la protection contre les corps étran-*

gers et l'injure des corps extérieurs. — J'exposerai au chapitre consacré aux complications les indications que
fournit la présence de corps étrangers.

Pour suppléer la protection efficace donnée par les
téguments aux parties sous-jacentes, on recouvre les
plaies de pièces de pansement, qui amortissent les chocs
et les frottements des corps extérieurs; on maintient
les parties dans l'immobilité, pour qu'elles n'aillent pas
au devant de ces chocs et frottements.

On s'oppose à l'arrivée au contact de la plaie des
poussières mécaniquement irritantes et des miasmes
septiques par l'emploi de pansements, qui filtrent l'air.

On cherche à détruire les miasmes septiques par les
opiques antiseptiques (acide phénique et ses analogues,
alcool pur et camphré).

Quand les bourgeons charnus sont bien organisés, on
peut porter sur la plaie, des greffes dermo-épidermi-
ques, qui auraient l'avantage de hâter la cicatrisation
des plaies et par conséquent de leur procurer plus tôt
une membrane protectrice. Quant à moi, j'ai cru remarquer que ces greffes ne prenaient pas ordinairement sur les plaies, qui n'ont pas de tendance à la réparation, et que sur les autres elles n'avançaient pas
pas beaucoup la cicatrisation.

Mais je dois ajouter que je n'ai pas fait d'observations
suivies sur ce sujet, et que je n'ai vu faire qu'un nombre de greffes trop peu considérable, pour qu'il me soit
permis d'avoir une idée arrêtée sur leur valeur.

6° *Moyens de suppléer la protection contre l'absorption par la plaie et* 7° *contre l'air.* — Pour préserver

les parties sous-tégumentaires, qui ne sont plus défendues maintenant par la membrane imperméable que constituait la peau recouverte de son épiderme, des dangers de l'absorption et du contact de l'air, les indications à remplir sont les mêmes et elles sont de deux sortes.

La première, qui a rapport aux conditions hygiéniques, est de mettre les blessés dans des milieux salubres, c'est-à-dire qui ne contiennent pas de venins ni de virus, ni de poisons d'aucune sorte, et particulièrement pas de matières septiques, car c'est le plus souvent la septicémie que l'on doit redouter

Dans bien des cas, il n'est pas au pouvoir du chirurgien de procurer aux blessés des milieux salubres ; quelquefois tout ce qu'il peut faire c'est de choisir parmi les locaux qu'il a à sa disposition ceux qui offrent les conditions hygiéniques les moins mauvaises.

On a à, une époque peu éloignée, peut-être trop vanté les avantages des tentes, où les blessés sont beaucoup moins bien défendus, que dans des bâtiments ordinaires, contre les variations atmosphériques ; celles-ci sont une cause puissante de putréfaction, et peuvent par conséquent amener l'altération septique du pus.

Autant que possible on placera les blessés dans des locaux spacieux, faciles à aérer et à nettoyer, on entretiendra ces locaux dans le plus grand état de propreté. On supprimera les rideaux des lits qui empêchent la circulation de l'air et retiennent les particules qu'il transporte.

Chaque plaie suppurante pouvant fournir des produits septiques, on devra placer le moins grand nombre possible de blessés dans une même salle. On aura ainsi plus de chances d'éviter les foyers intenses d'infection.

Si l'on se trouvait contraint de placer les blessés dans des locaux où existent des foyers d'infection, ou bien où l'on ait lieu de redouter leur développement, il faudrait appliquer sur les plaies des pansements qui les préservent de la septicémie. Sous ce rapport, le pansement ouaté de M. Alphonse Guérin a fait ses preuves, ainsi que les pansements antiseptiques, surtout celui de Lister.

La deuxième indication est relative à l'altération du pus, qu'on a lieu de craindre, en dehors de toute insalubrité constatée des milieux, quand les plaies présentent certaines conditions (que j'ai signalées plus haut) favorables à la stagnation, au croupissement du pus. S'il existe des cavités anfractueuse, au fond desquelles se trouve ou non un os, on fera les débridements nécessaires, pour supprimer les anfractuosités et on n'hésitera pas à faire des contre-ouvertures aux points les plus déclives, et à placer des drains dans la plaie, en ajoutant encore à ces moyens une compression bien faite autour de la plaie, afin de faciliter l'écoulement du pus.

S'il y a des parties mortifiées, on pourra, dans certains cas, les toucher avec la teinture d'iode, le chlorure de zinc, le perchlorure de fer, afin d'empêcher leur putréfaction. Ces topiques produisent des caillots ou des escharres, qui obturent les vaisseaux sanguins et lymphatiques et s'opposent à l'absorption : ensuite on appliquera des pansements anti-septiques ; souvent dans ces cas il ne sera pas possible à cause de l'état des parties de pratiquer les sutures superficielle et profonde, et le pansement de M. A. Guérin serait dans ces cas d'une application difficile.

Dans le cas de fracture d'os compliquée de plaie étroite des téguments, il faut faire l'occlusion de cette petite plaie ; on peut employer à cet effet les sparadraps et la baudruche gommée, mais c'est le collodion employé seul, ou sur un morceau de linge, ou sur de l'ouate très-divisée qui fait l'occlusion la plus exacte. Quand la plaie des téguments et des parties molles est étendue et profonde, il ne faut plus songer à l'occlusion, qui n'est pas possible parce que les pansements occlusifs s'appliquent mal sur une grande surface ou se dérangent. D'ailleurs, dans ces cas, l'occlusion exacte, si on l'obtenait, aurait le grave inconvénient de retenir les liquides dans les parties profondes, qu'on ne peut affronter exactement.

Dans ces cas on se trouvera bien d'employer le pansement à l'alcool pur ou camphré, qui est aussi antiseptique et retarde l'apparition de la suppuration jusqu'au moment de la formation de la couche des bourgeons charnus.

Toutes les fois qu'il y aura encombrement de blessés dans un même endroit, en dehors même de toute manifestation d'insalubrité des lieux, il sera prudent de traiter par les pansements de M. A. Guérin ou de Lister, tant les plaies, qui se prêtent à ces pansements que celles que je viens d'indiquer, pour les défendre contre l'absorption des liquides et des solides solubles.

Indications à remplir pour supprimer ou atténuer les modifications des conditions normales qui résultent secondairement de la division des téguments.

1° *Indications à remplir pour modérer ou retarder la formation du pus.* — Il sera rarement possible de s'opposer complètement à la formation du pus par une réunion immédiate complète, mais on pourra souvent la modérer par une réunion immédiate incomplète, telle que je l'ai déjà indiquée plus haut et telle que je la décrirai avec détails dans le chapitre que j'ai consacré à l'appréciation de quelques pansements.

Si celle-ci n'est pas possible il faudra employer les pansements à l'ouate de M. A. Guérin, le pansement de Lister ; par le pansement à l'alcool pur ou camphré, on arrive à supprimer complètement la formation du pus, mais seulement pendant les sept ou huit premiers jours.

2° *Indications que donne à remplir l'écoulement du pus au dehors.* — Bien que l'écoulement du pus au dehors soit une cause de grand affaiblissement pour les blessés, il faudra par tous les moyens possibles favoriser cet écoulement, car la rétention du pus dans la plaie exposerait à tous les dangers que j'ai énumérés à propos de la réunion immédiate. C'est la formation du pus que l'on doit tâcher de modérer.

3° *Moyens de supprimer les cavités où séjournent les liquides des plaies et particulièrement le pus.* — Il faut quand cela est possible supprimer ces cavités, qui offrent de si graves dangers, en affrontant les parties profondes par une compression bien faite ou mieux par des sutures profondes. Mais dans les cas où l'on ne peut les suprimer, parce que l'affrontement des parties n'est pas possible, il faut au moins, afin d'éviter la stagnation du pus et son croupissement dont les conséquences peuvent être si graves, favoriser l'écoulement du pus au dehors par des débridements, s'il en est besoin, et des contre-ouvertures faites dans les points les plus déclives ; on passera des drains au travers de la plaie pour assurer cet écoulement qu'on pourra encore souvent faciliter par une compression méthodique.

Raguet-Lépine

DEUXIÈME PARTIE

Je ne parlerai pas des pansements, qu'on trouvera décrits dans tous leurs détails et de la manière la plus complète dans les traités classiques de médecine opératoire et de chirurgie, et particulièrement dans les Eléments de chirurgie clinique de M. Guyon, qui non-seulement les a décrits avec un soin minutieux, mais a eu soin de faire ressortir les indications qu'ils remplissent.

Manière de faire les pansements. Son importance. — Ce que je répéterai après tous les auteurs, c'est que la façon, dont est exécuté le pansement, a la plus grande importance; aussi le chirurgien le fait-il souvent lui-même, ou bien il ne le confie qu'à un aide qui comprenne bien les indications qu'il doit remplir, et qui ait assez d'habileté de main et d'habitude pour le bien appliquer.

Il est même bon que le pansement soit fait avec quelque élégance, parce que cela satisfait le blessé et lui enlève un peu du dégoût, que souvent sa plaie lui inspire.

Un pansement mal fait peut être extrêmement nuisible. Un pansement trop serré peut, pa r exemple, être cause de gangrène, en empêchant la circulation dans les parties qu'il entoure.

Bien que je vienne de dire que je ne parlerais pas des pansements, je vais pourtant examiner, pour les apprécier, le pansement ouaté, le pansement de M. Azam et des chirurgiens de Bordeaux, le pansement de Lister et le pansement à l'alcool, parce qu'ils sont encore plus ou moins récents, et qu'ils ne constituent pas seulement des procédés, mais de véritables méthodes de traitement.

Je ferai ressortir les indications qu'ils remplissent.

Pansements fréquents ou rares. — Mais auparavant je dois m'occuper des pansements fréquents ou rares, en laissant ici de côté le pansement ouaté de M. Alph. Guérin et le pansement de Lister, dont je dois parler avec détails plus loin, et les autres pansements antiseptiques. Je ne dirai que quelques mots des pansements fréquents ou rares. Cette question, qui a passionné les chirurgiens, à une autre époque, est aujourd'hui résolue par tous, à peu près de la même façon.

On prescrit les pansements fréquents pour les plaies récentes, ou suppurant encore beaucoup, et les pansements rares à une époque plus avancée de la plaie, et quand la suppuration n'est plus abondante.

M. Gosselin (1) se prononce très-nettement en faveur du pansement fréquent, pour toutes les plaies récentes, contuses ou non, qui ont une certaine étendue, ainsi que pour les plaies qui succèdent à de grandes opérations; il établit en règle qu'il est préférable de renou-

(1) Pansements rares. Paris, 1851.

veler au moins les pièces extérieures du pansement, le lendemain ou le surlendemain, au plus tard. Cette règle est encore plus formelle pour les plaies en suppuration, tant que celle-ci est un peu abondante.

Il est certain qu'il y a des inconvénients aux mouvements imprimés à la plaie, et à l'exposition de celle-ci au contact de l'air. On lui fait subir des tiraillements, on détruit souvent une cicatrice commençante, malgré toutes les précautions dont on use. Mais avec les pansements ordinaires(1) il peut se produire de l'inflammation dans les parties réunies. Or, il faut la rechercher, car quelquefois on pourra la faire cesser immédiatement, en desserrant ou en enlevant un point de suture.

Dans une plaie non réunie, le contact longtemps prolongé avec de la charpie et des linges, durcis par le sang et les autres fluides, nuira plus à la cicatrisation que l'immobilité ne pourrait la servir. Le contact d'un air impur est nuisible, mais au travers des pansements, l'air s'infiltre toujours jusqu'à la plaie, et devient plus nuisible encore, quand il a traversé des produits organiques décomposés.

L'odeur fétide, qui s'exhale des plaies, dont on ne renouvelle pas les pansements, est une grave incommodité pour les blessés. De plus, dans une salle d'hôpital, les miasmes qui s'échappent de ces plaies fétides sont dangereux pour les autres blessés.

En outre, les blessés éprouvent un véritable soulagement, et un sentiment de bien-être, quand on enlève un

---

(1) Il est bien entendu que ce que je dis ici ne s'applique pas au pansement ouaté de M. Guérin, ni au pansement de Lister.

ancien pansement et qu'on leur en applique un autre bien fait.

Avec les pansements ordinairees, presque tous les auteurs admettent la nécessité du pansement fréquent dans les cas dont je viens de parler.

Mais quand la plaie est à une période plus avancée, qu'elle marche régulièrement vers la guérison, que la suppuration a diminué, et qu'il n'y a pas de complication, M. Gosselin et avec lui presque tous les auteurs, conseillent les pansements rares, parce qu'il y a alors moins besoin de surveillance, et que ce qui doit préoccuper, ce sont les inconvénients du renouvellement du pansement.

Pansement à la ouate de M. A. Guérin.— Je n'ai pas à indiquer ici dans quelles circonstances il a été inventé par son auteur, tout le monde le sait. Je n'ai pas non plus à en faire la description, qu'on trouvera tracée avec beaucoup de détails par M. le Dr Hervey, ancien interne de M. A. Guérin, dans les Archives générales de médecine (1). On en trouvera aussi un résumé détaillé et très-bien fait par M. Guyon, dans les Eléments de chirurgie clinique (2), et une appréciation dans les leçons faites à l'hôpital de la Charité par M. A. Gosselin (3) :

« Le pansement à l'ouate utilise en les combinant plusieurs méthodes de traitement des plaies : rareté du

(1) Décembre 1871. T. XVIII, sér. 6. Mars et juin 1872. T. XIX sér. 6.

(2) Eléments de chirurgie clinique. Paris, J.-B. Baillère, 1873.

(3) Du pansement des plaies. Leçons faites à l'hôpital de la Charité par M. le professeur Gosselin, rédigées par M. le Dr Bergeron. France Médicale n°s 98, 99, 100, 101, 102, de décembre 1876.

pansement, maintien de la plaie à une température constante, auxquels la compression ouatée (Burgraeve, Nélaton) vient apporter l'efficacité de son précieux concours. Il apporte un élément nouveau, la filtration de l'air, qui en est la base, à laquelle appartient le premier rôle. Il bénéficie de tous les avantages particuliers à chacune de ces méthodes, et il enregistre la somme de leurs résultats. »

C'est ainsi que s'exprime M. Hervey à la page 663 du tome XVIII, série 6 des *Archives générales de médecine*.

A mon avis ce pansement remplit de la façon suivante les indications que j'ai formulées : Il protége la plaie contre les corps étrangers, contre les frottements et les chocs, d'une façon si efficace que, quand il est bien fait, on peut frapper à coups de poing sur le lieu de la plaie, sans que le blessé en ressente aucune douleur. Il assure le maintien des parties molles par la contention qu'exercent les couches extérieures d'ouate ; et au moyen des couches successives d'ouate, qu'on a mises dans la plaie jusqu'à l'affleurement des lèvres, il empêche la formation de ces cavités qui appellent, pour ainsi dire, la sérosité et le pus. Enfin, il filtre l'air, comme le dit M. Hervey.

Cela me paraît évident quand le pansement est bien fait, et qu'on a soin d'ajouter de nouvelles couches d'ouate et de nouvelles bandes, chaque fois que les liquides de la plaie, après avoir imbibé le pansement, arrivent jusqu'au dehors ; et chaque fois que par suite de la diminution des parties il se produit entre elles et le pansement des vides où l'air pourrait pénétrer librement.

Mais ici il devient difficile de décider si son action principale est de s'opposer aux actions purement mécaniques ou purement chimiques de l'air, ou d'empêcher, au moins en partie, la pénétration des ferments vivants et des miasmes qu'il tient en suspension.

Cette dernière action a été contestée pour les ferments vivants, et M. Gosselin ne l'admet pas, parce qu'on a trouvé des vibrions dans le pus des plaies traitées avec le pansement de M. A. Guérin. Mais il est probable que l'ouate, sans s'opposer complètement à l'entrée des organismes inférieurs, en arrête au moins un certain nombre. Cette question a, du reste, peut-être un peu moins d'intérêt aujourd'hui que l'on n'attribue plus aussi unanimement, qu'il y a quelques années, une importance capitale à la présence de ces organismes dans les plaies.

D'après M. Hervey, MM. Renault, Terrillon, Hayem, après avoir examiné du pus provenant de plaies bien pansées, n'ont trouvé qu'un petit nombre d'organismes inférieurs et quelquefois même ils n'en ont pas trouvé du tout. D'autres examens faits par MM. Ollier, Poncet, Viennois, Bergeron, etc., etc., ont fait constater la présence d'un grand nombre de ces organismes.

Quoi qu'il en soit, il est constaté en fait que ce pansement préserve le pus de la putréfaction ordinaire, comme le prouve l'odeur caséeuse de ce pus, et supprime souvent la septicémie.

Mais la première action n'est pas contestable ; l'air, en traversant la couche épaisse d'ouate, se réchauffe et n'arrive à la plaie que quand il a acquis à peu près la même température qu'elle : c'est pour cela que le pansement à l'ouate maintient une température constante. Et on peut se demander si cette suppression des variations atmosphériques brusques n'est pas pour beaucoup dans les bons effets de ce pansement. Elle supprime des causes d'inflammation, et il n'est pas impossible que ces variations aient une grande influence sur la production des ferments pathologiques.

On sait qu'on se sert avec un plein succès de l'ouate quand on veut conserver des fleurs avec tout l'éclat et la fraîcheur de leur coloris, ce qui prouve qu'elle empêche les oxydations en même temps que les fermentations.

En résumé, il me paraît bien démontré que les bons effets du pansement à l'ouate sont dus à ce qu'il remplit les indications que j'ai énoncées plus haut :

1° Protection contre les corps étrangers, frottements et chocs ;

2° Arrêt des écoulements sanguins ;

3° Contention des parties sans empêcher l'écoulement des liquides ;

4° Protection contre l'absorption ;

5° Protection contre les actions mécaniques et chimiques de l'air ;

6° Suppression des cavités qui appellent le pus et le retiennent ;

7° Il empêche les altérations septiques du pus.

Il est tellement incontesté maintenant que ce pansement est excellent, quand il est bien fait, que je ne crois pas avoir à le démontrer par les statistiques, qu'on trouvera d'ailleurs dans les articles publiés par M. Hervey dans les Archives générales, aux numéros mars et juin 1872.

Bien qu'il ne paraisse pas fait pour obtenir la réunion par première intention, celle-ci a été obtenue au moins deux fois dans des amputations du sein, une fois par M. Guyon et l'autre fois par M. A. Guérin. Mais généralement il vaut mieux supprimer ce pansement, et M. Guérin le reconnaît lui-même, quand la couche des bourgeons charnus est bien organisée. On le remplace généralement alors par un pansement, fait avec des bandelettes de diachylon ou par un pansement simple. Le pansement à l'ouate favorise en effet la formation rapide des bourgeons charnus, mais il est défavorable à leur organisation définitive. Souvent en effet on les a trouvés exubérants, mous, végétants et saignants, quand l'application du pansement avait été trop prolongée.

On remarquera que, quand on emploie la méthode de traitement de M. A. Guérin, les indications du pansement fréquent ou rare sont absolument contraires à celles qui sont admises quand il s'agit des pansements ordinaires. Dans ces derniers, en effet, c'est au commencement qu'on prescrit la fréquence et à la fin la rareté; au contraire, ici on laisse les premiers pansements appliqués pendant un temps fort long, et ce n'est que quand on supprime le pansement ouaté qu'on fait des pansements relativement fréquents.

En général, vingt-quatre, trente-six heures après l'opération, on constate les signes de la fièvre traumatique, qui tombent deux ou trois jours après leur apparition, à condition que le pansement ait été convenablement appliqué.

M. Guyon pense que ce mode de pansement convient surtout aux amputés; qu'il est contre-indiqué dans les cas où on ne peut conduire les liquides vers une seule surface d'écoulement, et qu'on ne doit l'employer qu'exceptionnellement dans les fractures compliquées, en limitant son emploi aux cas où le décollement profond est peu étendu; que dans les résections son application commande aussi quelques réserves (1).

On a beaucoup parlé des avantages qu'aurait le pansement à l'ouate dans les guerres; et il est incontestable que, s'il pouvait être bien fait, il rendrait de grands services. Mais il faudrait d'énormes quantités d'ouate, qu'il ne serait pas possible de faire arriver jusqu'au champ de bataille, ni même dans les ambulances. En outre ce pansement est long et difficile à bien faire, même pour ceux qui y sont le plus exercés. On ne pourrait peut-être y apporter ni tout le temps ni tout le soin nécessaires.

Il faut encore remarquer qu'il demande à être surveillé, et que, pendant plusieurs jours, on est obligé d'ajouter de nouvelles couches d'ouate et de nouvelles bandes. Il convient bien dans les hôpitaux et dans tous les endroits où il y a accumulation de blessés, à cause des indications qu'il remplit.

Avec ce pansement la guérison définitive se fait attendre pendant cinquante, soixante jours et quelquefois plus.

(1) Eléments de chirurgie clinique, p. 531.

Pansement de M. Azam et des chirurgiens de Bordeaux.
— M. le professeur Gosselin, dans ses leçons orales de
l'hôpital de la Charité (1), décrit sous le nom de « panse-
« ment occlusif imparfait, avec conservation volontaire
« d'une petite cavité rétro-suturale » un pansement
que, en 1874, M. Azam, professeur de clinique chirurgicale à Bordeaux, exposait au Congrès de l'association
française, tenu à Lyon, et qui, d'après les résultats
fournis par M. Azam en 1874, amenait la guérison du
dixième au vingt-cinquième jour.

M. Azam, qui a employé ce pansement surtout dans
les amputations, place sur le côté, ou plutôt à la partie
inférieure de l'os ou des os, un gros drain, dont les
deux bouts sont réunis en anse sur le membre, puis un
aide affrontant les lambeaux dans toute leur étendue, il
les fixe à l'aide de fils d'argent, par deux ou trois points
de suture enchevillée, qu'il place à 4 ou 5 centimètres
au-dessus de la ligne de section de la peau, et qu'il
fixe, comme d'usage, à un fragment de sonde en
gomme; puis il fait une suture entortillée de la peau,
faite avec autant de soin qu'une suture de la face, après
une opération d'autoplastie; en ne laissant aux extrémités que le passage le plus étroit possible pour le drain
et les ligatures. Sur le tout il applique de l'ouate et un
bandage léger.

M. Azam a lu, le 22 mai, devant l'Académie de médecine, sur ce mode de traitement, un mémoire, où il
dit que sur 202 opérés traités ainsi tant par lui que par
les autres chirurgiens de Bordeaux, il n'en est mort
que 12.

(1) Ouvrage déjà cité.

M. Gosselin (1) fait remarquer que ce pansement remplit trois indications capitales :

1° « Une suture superficielle ;

2° « Une autre profonde destinée à maintenir les sur-faces de la cavité ;

3° « Un tube à drainage, porté au fond de la plaie, et par lequel s'écoulent les liquides de celle-ci. »

On laisse, il est vrai, une cavité qui suppurera, mais cette cavité est petite, et ne donnera lieu par conséquent qu'à une faible suppuration, dont l'écoulement est assuré par le drain, qu'on peut nettoyer par des injections, toutes les fois que cela est nécessaire.

M. Gosselin fait encore remarquer, que bien que la suture superficielle ait été employée par les chirurgiens anglais, puis transportée chez nous en 1844, par Roux ; que bien que l'affrontement des parties profondes ait été imaginé par Laugier qui, en 1853, soumettait à l'Académie des sciences l'idée de réunir les chairs dans les plaies d'amputation, et proposait de les maintenir par des lanières étroites de liége, qu'on disposait les unes contre les autres, tout autour du moignon, en laissant dépasser les extrémités (on maintenait ces bande-lettes avec du diachylon et leurs extrémités libres par des rubans de fil, passés dans chacune d'elles et noués) ; que bien que d'autres chirurgiens aient employé, avant M. Azam, le drainage, et parmi eux M. Fochier, à Lyon, M. Courty, à Montpellier et M. Broca, à Paris, il n'en est pas moins vrai que c'est M. Azam qui le premier a eu l'idée d'employer réunis ces trois procédés,

____

(1) Du pansement des plaies, déjà cité.

et d'en faire une méthode de pansement, qui a donné entre ses mains de très-bons résultats.

M. Gosselin fait ressortir avec juste raison que ces trois procédés se trouvent réunis dans le pansement actuel de Lister, dans lequel on trouve seulement en plus des pièces particulières de pansement, les ligatures faites avec le catgut, et l'emploi de l'acide phénique, à l'efficacité duquel M. Gosselin ne croit pas parce qu'il ne lui paraît pas prouvé qu'il détruise les vibrions.

M. Gosselin me permettra de ne pas être aussi exclusif que lui au sujet de l'acide phénique, car en supposant même qu'il ne tue pas tous les vibrions, il peut en diminuer la quantité; il peut encore avoir d'autres avantages comme je vais le dire immédiatement, en appréciant ce pansement.

Pansement actuel de Lister — On en trouvera tous les détails dans la brochure de M. Lucas Championnière (1). Je crois qu'on doit attribuer le succès de ce pansement complexe à bien des causes.

Il remplit de plusieurs façons les indications que j'ai exposées plus haut.

Il protége efficacement les plaies contre les corps étrangers, contre les chocs et les frottements par les différentes pièces qu'on y emploie.

Il maintient les rapports anatomiques et la contention des parties :

1° Par les sutures profondes et superficielles;

(1) Chirurgie antiseptique, principes, mode d'application et résultats u pansement de Lister. Paris, 1876. J.-B. Baillière.

2o Par les bandelettes de tarlatane ou de gaze, qui procurent une contention aussi exacte que douce.

Il facilite l'écoulement des liquides :

1° Par la solution concentrée mise dans la plaie qui liquéfie les fluides ;

2° Par les drains qu'on met dans les angles de la plaie ;

3° Par le silk ou protective, espèce de taffetas imperméable qui, à cause de sa consistance ferme, ne s'applique jamais exactement sur la plaie, mais forme une espèce de gouttière pour l'écoulement des liquides, de sorte qu'il n'y a pas de danger de stagnation et de croupissement du pus.

Les ligatures sont faites avec le catgut, fils en boyaux de chat ou de mouton, qu'on abandonne dans la plaie, sans plus s'en occuper, et qui, bientôt résorbés, ne jouent pas le rôle de corps étrangers et n'entretiennent pas, comme les fils végétaux, ces petits foyers de suppuration disséminés sur la surface de la plaie, dont ils entravent le travail de cicatrisation.

Enfin par le makintosh, taffetas imperméable, analogue par sa consistance et son imperméabilité au caoutchouc; il s'oppose à l'entrée de l'air et empêche ses effets mécaniques. En même temps l'acide phénique, auquel certains auteurs attribuent peut-être une trop grande importance, tandis que M. Gosselin lui en accorde peut-être trop peu, empêche, comme antiseptique et antiputride, les deux sortes de ferments de se produire et de se développer, non pas peut-être d'une manière absolue, mais au moins relativement.

L'acide phénique, en même temps, agit en solution

faible, en faisant contracter les vaisseaux capillaires de la peau et en diminuant, par conséquent, l'arrivée du sang dans la plaie.

Quel est le rôle de la pulvérisation d'acide phénique que l'on fait pendant les opérations et les pansements?

Agit-elle seulement en détruisant les ferments vivants qui viennent du dehors et en empêchant les décompositions?

Non, elle a aussi pour effet de laver les instruments, les pièces du pansement, de débarrasser les mains du chirurgien des impuretés provenant de la plaie, dont le contact ne peut lui être que défavorable.

En outre, en faisant contracter les capillaires cutanés, la solution faible empêche sur les mains du chirurgien l'exhalation de la sueur et de la matière sébacée, et il est possible que ces liquides excrémentitiels soient nuisibles aux plaies.

J'ai vu chez Liégeois que les poissons, dans le bocal desquels on plongeait les mains, ou qu'on prenait avec les mains pour les changer d'eau, mouraient plus vite que ceux dans le bocal desquels on évitait d'introduire les mains, et Liégeois attribuait cela à l'effet de la sueur humaine.

On sera, je pense, porté à attribuer quelque valeur à ces derniers effets, si l'on réfléchit à l'importance qu'attachent les opérateurs qui pratiquent habituellement l'ovariotomie à ne toucher la plaie qu'avec des linges qu'on renouvelle aussitôt qu'ils sont imprégnés par le sang ou la sérosité, et à se laver les mains, chaque fois

qu'ils sont obligés de les introduire dans la cavité abdo-
minale.

On dit généralement que le pansement de Lister produit la réunion immédiate des plaies. Cela est vrai pour
leur partie médiane, mais non pour les angles, où les
drains sont mis exprès pour empêcher cette réunion,
comme dans le pansement de M. Azam.

Avec ce pansement, on obtient souvent une cicatrisation plus prompte qu'avec les autres pansements,
ainsi que j'ai pu le constater sur un assez grand nombre de plaies diverses, dans le service de M. Guyon.

Pansement à l'alcool. — Ce pansement n'est pas d'un
emploi aussi général que ceux dont je viens de parler.

Bien que, suivant M. Guyon (1), il puisse être préféré
pour le pansement de presque toutes les plaies, le même
auteur ajoute que ce mode de pansement doit être ré-
servé aux premières périodes de leur traitement.

Pour les plaies superficielles, et particulièrement
pour les plaies de tête, ce pansement détermine la cicatrisation intermédiaire de M. Gosselin, c'est-à-dire cette
cicatrisation qui, sans être immédiate, se fait sans suppuration (2).

Dolbeau, notre regretté maître, ne l'employait guère
que dans les fractures compliquées de plaies assez vastes.

C'est l'alcool à 90° qu'employait Dolbeau, et c'est
aussi à 90° que l'emploient MM. Guyon et Gosselin.
M. Delens préfère l'alcool camphré dont la densité n'est
que de 55°.

(1) Eléments de chirurgie clinique, p. 506.
(2) M. Gosselin. Du pansement des plaies (déjà cité).

À ces degrés de concentration, l'alcool, mis en contact avec les plaies, produit une douleur cuisante assez vive, mais en somme très-supportable.

La principale indication que remplit ce pansement c'est de supprimer la suppuration ou de la modérer au moins beaucoup :

1° En faisant resserrer les vaisseaux.

2° En coagulant le sérum du sang à l'embouchure des vaisseaux et les fluides épanchés dans la plaie, et en les convertissant en une couche grisâtre uniforme, qui forme un enduit protecteur, sous lequel se développe la couche des bourgeons charnus.

3° Il est antiputride, car il momifie les parties escharifiées, qui peuvent se trouver dans la plaie.

Les leucoytes seraient désorganisés par l'alcool et se résoudraient en granulations, d'après MM. Chedevergne et Dubrueil, mais M. Guyon nie cette désorganisation, et dit qu'on retrouve des leucoytes parfaitement conservés dans les pièces macérées dans l'alcool.

La suppuration n'est supprimée que pour peu de temps par le pansement à l'alcool ; elle apparaît ordinairement du septième au neuvième jour, et en même temps apparaissent des bourgeons charnus petits et rosés. C'est alors qu'il faut employer un autre topique, soit la glycérine, soit l'alcool lui-même, mais étendu d'eau, soit des cataplasmes ; c'était la pratique de Dolbeau, c'est celle de M. Gosselin et celle de M. Guyon ; car le pansement à l'alcool, trop longtemps continué, retarde la cicatrisation des plaies, ce dont M. Guyon s'est assuré directement en pansant la moitié d'une plaie avec de l'alcool et l'autre avec du cérat.

L'état général est bon, il y a peu de réaction fébrile, ce que l'on doit, je crois, attribuer à la diminution de la suppuration.

Pansements offrant de l'analogie avec le pansement à l'ulcool. — Le pansement au perchlorure de fer agit à peu près de la même façon, comme astringent, coagulant et antiputride, mais il a l'inconvénient de produire des eschares; s'il n'est pas très-étendu d'eau (deux à six fois son volume), il cause une douleur très-vive.

L'eau froide, en irrigation continue, a un effet analogue à celui du pansement à l'alcool; elle diminue la suppuration pendant les premiers temps, probablement en faisant contracter les vaisseaux et en diminuant ainsi l'afflux du sang et de la sérosité dans les plaies. Mais elle a aussi deux autres effets, celui d'empêcher la putréfaction et celui de laver la plaie en entraînant constamment au dehors les solides ou liquides nuisibles.

Peut-être que si dans les climats froids les plaies guérissent moins bien, c'est que, de même que le pansement à l'alcool longtemps continué, le contact prolongé du froid empêche le travail de réparation de se faire.

TROISIÈME PARTIE

COMPLICATIONS PRIMITIVES ET CONSÉCUTIVES DES PLAIES

Les complications primitives sont :

1° La présence de corps étrangers ;
2° Les hémorrhagies ;
3° La douleur ;
4° L'inflammation est un accident intermédiaire.

Les complications consécutives sont :

5° Les spasmes traumatiques ;
6° Le tétanos ;
7° Le délire nerveux ;
8° La pourriture d'hôpital ;
9° L'infection purulente ;
10° Et l'emphysème traumatique.

1° *Corps étrangers.* — L'indication est de les extraire, parce qu'ils sont un obstacle à l'affrontement exact des parties, et, en outre, parce qu'ils sont souvent la seule cause de l'inflammation, quand ils séjournent dans la plaie.

L'extraction est une règle absolue pour ceux qui se trouvent tout à fait superficiels ou faciles à enlever. Outre l'avantage matériel qui en résulte, on procure une grande satisfaction morale au blessé, en lui montrant le corps étranger qui était dans la plaie, surtout si c'est un projectile de guerre.

Pour ceux qui sont plus profondément situés, on doit les rechercher, mais il faut mettre beaucoup de modération dans ces recherches et les manœuvres d'extraction ; car ce sont de véritables opérations, qui font des délabrements souvent beaucoup plus désastreux que ne l'aurait été le séjour du corps étranger.

Il ne faut pas oublier, en effet, que des corps étrangers ont pu séjourner dans les os, le cœur, le larynx, les poumons, etc., sans causer de désordre appréciable dans la santé du blessé ; ou qu'ils peuvent amener une inflammation, qui n'est pas toujours grave, et dont la terminaison est un abcès, par lequel ils sont éliminés naturellement, ou avec l'intervention du chirurgien.

Il y a des exemples de corps étrangers qui, après être restés dans le larynx ou la trachée pendant un long temps, ont été rejetés par l'expectoration.

2° *Hémorrhagies*. — Elles ne doivent être considérées comme une complication que quand elles sont considérables et persistantes, car il n'y a guère de plaies qui ne donnent pas lieu à un écoulement de sang.

Je n'ai pas à faire ici la distinction entre les hémorrhagies primitives et secondaires, parce que dans les deux cas l'indication est la même, c'est d'arrêter l'écoulement du sang. Elle est seulement plus difficile à remplir dans les hémorrhagies secondaires, où l'on a plus de chances de trouver des vaisseaux altérés qui se rompent facilement.

En outre, toutes les fois qu'on voit des hémorrhagies secondaires, il faut, ainsi que je l'ai dit plus haut à propos des hémorrhagies capillaires, penser qu'elles peuvent être causées par une dyscrasie qu'il faudrait traiter.

Les hémorrhagies viennent des artères, des veines ou des capillaires. J'ai à exposer les différents moyens employés pour arrêter les écoulements sanguins provenant de ces diverses sources; mais comme j'ai déjà parlé plus haut de ce qu'il convient de faire, pour supprimer les hémorrhagies capillaires, je n'aurai à m'occuper ici que de celles qui sont fournies par les artères ou les veines d'une certaine importance.

a. *Hémorrhagies artérielles*. — La compression indirecte est employée pour suspendre momentanément l'écoulement du sang, pendant qu'on emploie un autre moyen plus efficace pour l'arrêter définitivement. Il en est de même de la compression directe dans la plaie au moyen des pinces à forcipressure (Verneuil) ou avec les doigts ou des boulettes de charpie; quelquefois ces compressions suffisent seules pour supprimer définitivement l'hémorrhagie.

La ligature du bout ou des bouts de l'artère divisée est jusqu'à présent regardée comme le moyen le plus sûr pour supprimer définitivement l'hémorrhagie. Il y a avantage à la faire avec des fils en boyaux d'animaux qu'on peut laisser dans la plaie sans s'en occuper, parce qu'ils n'y causent pas d'accidents, mais y sont résorbés.

Il sera toujours plus sage, à cause des vaisseaux anastomotiques, qui peuvent amener le sang au bout inférieur, de lier non-seulement le bout qui se trouve du côté du cœur, mais encore l'autre bout. (Guthrie, Dupuytren.)

Nélaton a fait voir qu'on pouvait lier les bouts des artères dans une plaie en suppuration, parce que la suppuration de la plaie n'altère pas ordinairement les tuniques de ces vaisseaux.

Torsion des artères. — C'est un moyen qui a de la valeur. M. Tillaux a lu le 10 octobre 1871, à la Société de chirurgie, les résultats de son emploi sur le cadavre, et appelé de nouveau l'attention sur ce moyen. Dans une communication faite à laSociété de chirurgie le 25 mars 1876, M. Tillaux, qui depuis 1871 emploie exclusivement dans toutes les opérations la torsion des artères, dit : qu'elle convient pour les artères de tous les calibres, qu'elle assure aussi bien que la ligature l'hémostase primitive, et qu'elle met mieux à l'abri des hémorrhagies secondaires, et qu'on peut la pratiquer sur les artères athéromateuses et enflammées. Mais jusqu'à présent la plupart des chirurgiens lui préfèrent la ligature.

L'acupressure.—L'acupressure, imaginée par Simpson d'Edimbourg, consiste à comprimer une artère avec une aiguille ou une épingle passée à travers les tissus qui sont de chaque côté de ce vaisseau. Ce moyen, d'une application difficile, arrête définitivement l'hémorrhagie, mais ne met pas plus que la ligature à l'abri de l'inflammation et de la suppuration et gêne le pansement. Elle n'a pas été adoptée en France.

Cautérisation au fer rouge. — Elle agit en produisant

des escharès; celles-ci jouent le même rôle que les caillots sanguins qui se forment dans les hémorrhagies qui
s'arrêtent spontanément, en obturant la lumière du
vaisseau. M. Bouchacourt de Lyon (1) a démontré par
des expériences sur le cadavre, qu'en présentant, à l'orifice du vaisseau, un cautère porté au rouge sombre, on
voit cet orifice se rétrécir graduellement de manière à
former un cul-de-sac, et toutes les tuniques de l'artère
se rebrousser à l'intérieur de façon à former un bou-
chon obturateur. Mais il sera rarement possible d'employer la cautérisation, de cette façon, dans les plaies;
si, comme on doit le faire, on la réserve pour les cas où
on ne peut lier l'artère parce qu'on ne peut l'atteindre,
puisqu'alors on ne voit pas son orifice, qui est en outre situé profondément au milieu des parties molles.

Caustiques. — Ils ne sont pas usités parce qu'ils fu-
sent. Cependant avec le chlorure de zinc, on a pu arriver à produire des caillots solides dans une artère vo-
lumineuse, comme la carotide. On peut employer avec
avantage ce caustique qui ne fuse pas et dont on peut
limiter l'action.

On peut obtenir un effet analogue avec le perchlorure de fer pour des artères peu volumineuses.

b. *Hémorrhagies veineuses.* — Ordinairement elles s'arrêtent d'elles-mêmes, parce que les parois des veines
s'affaissent et s'accolent, sous la pression atmosphéri-
que, ou par une simple compression faite par le chirurgien sur le bout inférieur. Mais il est des cas où elles

(1) Thèse inaugurale. Paris, 1836, n° 366.

proviennent d'une grosse veine, et où elles persistent.
Cela arrive surtout pour les veines qui sont maintenues
béantes par des aponévroses, comme cela a lieu au cou.
On doit alors en faire la ligature, sans se préoccuper
des dangers, sur lesquels ont tant insisté les anciens
chirurgiens, dangers qui ne sont rien moins que dé-
montrés, comme on peut s'en convaincre en prenant
connaissance d'une discussion soulevée à ce sujet devant la Société de chirurgie par Follin, en 1855.

Appareil d'Esmarch.—Je ne puis passer sous silence
la méthode inventée par Esmarch pour prévenir les hémorrhagies veineuses, capillaires et artérielles. Cette
méthode consiste, comme on le sait, à refouler, au
moyen de bandes en tissu élastique, qui compriment
médiatement les vaisseaux, le sang depuis l'extrémité
d'un membre jusqu'à la partie où l'on veut, soit faire
une opération, soit rechercher dans une plaie des corps
étrangers ou une artère qui donne du sang, et à comprimer l'artère à la racine du membre, au moyen d'un
tube élastique appliqué circulairement.

Cette méthode, bien appliquée, supprime tout écoulement sanguin, et facilite toute recherche, en permet-
tant de bien voir tous les organes et tissus.

L'inconvénient sérieux qu'elle présente, c'est que,
quand on enlève les liens élastiques, l'afflux du sang
qui revient dans les veines produit ordinairement une
hémorrhagie (*dite de retour*) assez abondante.

Il y a des cas où le procédé d'Esmarch n'est pas applicable, ce sont ceux de désarticulation de l'épaule ou
de la hanche, parce qu'il serait impossible de faire mon-

ter aussi haut qu'il le faudrait la bande, qui comprime les veines, et d'appliquer le tube, qui comprime les artères, sans gêner l'opérateur.

Il y en a d'autres où son application offrirait de graves dangers, ce sont ceux où une partie d'un membre a été broyée par un corps pesant : roue de voiture lourdement chargée, roue de wagon, gros projectiles de guerre. Dans ces cas il existe ordinairement, dans les veines de la partie écrasée des thromboses formées par des caillots sanguins, des parties escharifiées, ou du pus qui peut être septique.

Dans ces cas, la compression circulaire élastique qui doit être énergique, sous peine de ne pas être efficace, pourrait pousser ces thromboses dans le torrent ciculatoire et les transformer en embolies, ou déterminer les infections putride ou purulente.

Pour ces deux sortes de cas, MM. Guyon et Lannelongue (1) ont proposé des procédés différents d'hématose.

Procéde de M. Guyon.— M. Guyon l'a employé pour la première fois au commencement d'août 1872. Il ne le propose que pour les cas d'amputation, où le procédé d'Esmarch n'est pas applicable, et il n'a pour but que de supprimer l'écoulement du sang par les veines. Quant à celui qui doit se faire par les artères, il faut le prévenir comme à l'ordinaire par la compression, faite par les doigts d'un aide, ou par le tube élastique d'Esmarch.

(1) Bulletin de la Société de chirurgie, 1873, p. 532 et suiv.

Voici en quoi consiste ce procédé : avant de commencer l'amputation, et pendant qu'on donne le chloroforme, M. Guyon fait tenir, par un aide, le membre élevé, (1) pour que le sang veineux, qui occupe la partie à amputer, vienne, en vertu des lois de la pesanteur, gagner les veines des autres parties du corps. On peut favoriser ce départ du sang par des frictions douces. Quand la partie à amputer paraît suffisamment anémiée, par suite de la position, qui lui a été donnée, on exerce la compression de l'artère, afin que du sang ne soit pas de nouveau apporté dans cette partie, puis on applique *immédiatement au-dessous* du lieu, où se fera la section, une ligature circulaire, comme celle de la saignée, qu'on serre très-énergiquement afin de comprimer les veines profondes aussi bien que les superficielles.

De cette façon, si la compression des artères est bien faite, l'amputé ne perd qu'une quantité tout à fait insignifiante de sang. M. Guyon a constaté que dans une amputation de cuisse au tiers moyen, la partie amputée ne contenait que 35 grammes de sang.

En outre le chirurgien à l'avantage de n'être pas gêné par le sang et de bien voir tous les organes et tissus.

M. Guyon a fait, par ce procédé, deux amputations de cuisse, une de jambe au lieu d'élection, et une de l'avant-bras.

Procédé de M. Lannelongue. — Il consiste dans la pose de deux fils d'attente passés sous l'artère et la veine

(1) M. Guyon dit qu'avant lui l'élévation du membre avait été pratiquée par les chirurgiens d'Édimbourg.

principales du membre, l'élévation du membre pour en chasser le sang veineux, la ligature de l'artère, puis celle de la veine quand elle est bien dégorgée. C'est en janvier 1873 pour une désarticulation de la hanche que M. Lannelongue a employé pour la première fois, à l'hôpital des Cliniques, ce procédé, qui lui a procuré une très-bonne hémostase.

3° *Douleur*. — Comme les hémorrhagies, elle ne doit être regardée comme une complication que quand elle est exagérée et persistante. Quand elle est très-intense, beaucoup d'auteurs croient qu'elle est due à la blessure des nerfs. Mais Denonvilliers, dans le Compendium, se range à l'opinion de Gerdy, qui pense qu'elle est plutôt causée par un étranglement par les aponévroses des parties molles sous-jacentes.

Dans les deux hypothèses, on doit avoir recours aux émollients, aux opiacés, et si cela ne suffit pas, pratiquer des incisions longues et profondes ; de cette façon, ou l'on coupera les nerfs, ou l'on débridera l'étranglement.

La douleur peut aussi reconnaître pour cause l'exposition de la plaie au contact de l'air, surtout aux variations atmosphériques, (il n'y a alors qu'à l'y soustraire par le pansement), ou la présence d'un corps étranger, ou un pansement mal fait. Dans ces deux derniers cas, il faut renouveler le pansement, et s'il existe un corps étranger le retirer. Si c'est un caillot sanguin qui joue le rôle d'un corps étranger, on doit aussi l'enlever en lavant la plaie avec de l'eau tiède pour qu'il n'en reste pas de parcelle.

Dans toutes ces circonstances, c'est l'inflammation que la douleur traduit.

Il est pourtant des cas où l'inflammation ne paraît pas intervenir, et où l'on est obligé d'attribuer la douleur à une cause nerveuse. On peut essayer de la calmer par les préparations opiacées.

4° *Inflammation.* — L'inflammation modérée, loin d'être une complication, est nécessaire à la cicatrisation des plaies, mais quand elle dépasse les limites physiologiques, elle peut amener des accidents qu'on doit s'efforcer de prévenir. Il est donc bien entendu que ce n'est que de l'inflammation exagérée que je veux parler ici.

Les causes en sont à peu près les mêmes que celles de la douleur, c'est-à-dire l'exposition de la plaie au contact de l'air, à des chocs, à des frottements, à l'engorgement des tissus, à la présence de corps étrangers, à des pansements mal faits. On peut ajouter aussi les écarts de régime.

Les plaies contuses, ou celles qui atteignent des régions riches en vaisseaux, y sont plus exposées que d'autres. A l'état local peuvent s'ajouter les symptômes généraux de la fièvre inflammatoire.

Si l'inflammation persiste, le pus cesse d'être louable, la cicatrisation s'arrête et suit même bientôt une marche rétrograde.

On doit bien rechercher la cause de l'inflammation afin de pouvoir la combattre efficacement. On peut l'éviter en supprimant toutes les causes qui la produisent, et en faisant très-bien les pansements.

On peut combattre au début l'inflammation par des liquides astringents, appliqués autour de la plaie et sur elle, tels que l'alcool et les solutions peu concentrées d'acide phénique. Quand elle est confirmée, il faut avoir recours aux saignées générales ou locales et aux évacuants, si la langue est sale et la bouche mauvaise, et à l'application d'émollients sur la plaie sous forme de cataplasmes de graine de lin ou de fécule, qui agissent en relâchant, ramollissant et humectant les parois des vaisseaux, et peut-être aussi les exsudats dont ils favorisent la désagrégation ; mais les émollients ne doivent pas être continués trop longtemps, à cause de l'état de macération où ils mettent les parties, et parce qu'ils favorisent et entretiennent la suppuration. Il y a pourtant des plaies qui ne guérissent que sous les cataplasmes, ainsi que je l'ai entendu dire à Dolbeau et que j'en ai vu un exemple dans son service.

On peut aussi appliquer sur les parties enflammées des vésicatoires (Velpeau) qui produisent une révulsion. Les frictions mercurielles réussissent aussi. Le mercure favorise la dénutrition en provoquant l'élimination des éléments anatomiques. C'est d'abord l'élimination des tissus pathologiques qu'il amène : la raison en est que ces tissus, n'ayant pas encore atteint un degré d'organisation avancée, sont moins stables . Si l'on avait tenté la réunion immédiate, et qu'il survînt de l'inflammation, ce qui se voit très-souvent dans ce cas, il faudrait se hâter d'enlever les points de suture, ou les bandelettes agglutinatives, pour faire cesser toute constriction autour de la plaie, et favoriser l'écoulement des liquides.

5° *Spasmes*. — Les spasmes primitifs ne sont généralement pas graves et cessent ordinairement du deuxième au troisième jour. Ici la cause est inconnue, je ne puis donc dire quelle est l'indication à remplir. On a réussi quelquefois à les calmer en relâchant les muscles par la position qu'on leur donne, en réduisant les fractures, s'il y en a, en appliquant fortement le membre contre un plan résistant, à l'aide d'une longue alèze; en pratiquant quelquefois la compression des principaux troncs nerveux du membre.

Les spasmes secondaires, ou tétanoïdes, commencent du troisième au quatrième jour après la blessure, quand les accidents inflammatoires sont dans leur complet développement. Ils ressemblent bien au tétanos et amènent ordinairement la mort en deux ou trois jours. Cependant, d'après Follin (1), ils en différeraient :

1° En ce qu'ils se produisent toujours la nuit, au moment ou le malade veut s'endormir, sous forme d'une secousse violente, mais passagère, avec douleur très-intense, se reproduisant chaque fois que le malade veut se livrer au sommeil ;

2° Et en ce que ces spasmes sont limités d'abord aux parties qui entourent la blessure.

D'après Colles, l'amputation les guérirait, faite avant qu'ils soient devenus généraux et très-fréquents, tandis

(1) Follin et Duplay. Traité élémentaire de pathologie externe. Paris, 1872.

qu'elle n'arrête pas le tétanos. C'est peut-être pour avoir confondu ces deux maladies que Larrey conseille l'amputation dans le tétanos.

M. le Dr Gustave Richelot dit que la névrotomie a aussi quelquefois réussi.

D'après Follin, le spasme viendrait de la présence d'un nerf comprimé entre les extrémités rompues de l'os.

6° *Tétanos traumatique*. — Les causes du tétanos traumatique sont toutes les blessures, les plus légères comme les plus graves. On l'a vu à la suite d'une morsure de serpent, d'une piqûre d'abeille, de cautérisations, de cautères ou de vésicatoires, de l'extraction d'une dent, d'une saignée, de la perforation du lobule de l'oreille, de l'ongle incarné, de brûlures, des plaies les plus simples et les plus régulières, après des amputations et des ligatures d'artères, faites suivant toutes les règles.

Il se montre plus fréquemment à la suite des plaies des membres, principalement de celles qui atteignent les articulations, des fractures communinutives compliquées, des plaies à lambeaux, des morsures, des écrasements, des plaies étroites, faites par des clous sales et rouillés, et surtout à la suite des plaies des doigts et des orteils.

Quoi qu'il en soit, la plaie n'est souvent en réalité « qu'une circonstance prédisposante ; dans le plus grand nombre des cas, il se joint à elle une influence extérieure qui peut être considérée comme la cause déterminante du tétanos. Or, cette influence est celle qui résulte de l'impression du froid, et principalement du froid humide sur les blessés. C'est la raison pour laquelle les chirurgiens militaires ont plus souvent que nous l'occasion d'observer le tétanos. Larrey raconte dans sa Clinique qu'après une journée dans laquelle la température avait été assez élevée, nos blessés restèrent couchés sur le champ de bataille de Bautzen, et exposés la nuit à un froid assez vif. Dès le lendemain, Larrey constata que plus de 100 militaires étaient atteints de cette cruelle maladie. Les faits rapportés par Bajon ne sont pas moins concluants.

« Le tétanos sévit principalement sur les habitants des bords de la mer, et lorsque le vent souffle de la terre ; il atteint encore ceux qui, bien qu'à une certaine distance du rivage, habitent des endroits élevés, découverts et exposés au vent de la mer. Ceux qui sont à l'abri sont, au contraire, beaucoup moins exposés à la maladie. On trouve dans les Mémoires de cet auteur le récit d'un fait très-curieux et qui prouve l'influence profonde des impressions atmosphériques sur la production du tétanos. « Dans un village abrité par une forêt haute et épaisse, les cas de tétanos étaient pour ainsi dire inouis; la futaie fut entièrement abattue, et, à partir de cette époque, la maladie devint aussi fréquente dans ce village que dans les points les plus défavorablement situés de l'île. Enfin, il n'est pas rare de voir, dans ce pays, les chevaux qu'on laisse, en sueur, exposés à un courant d'air, affectés du tétanos (1). »

La nature du tétanos est encore inconnue. En effet, si, dans certains cas, on a trouvé des altérations du

(1) Compendium de chirurgie. T. I. p. 347.

bulbe et de la moelle, et de la méningite, et des altérations d'autres organes, d'autres fois la nécropsie
n'a rien fait découvrir d'anormal dans aucun organe,
si ce n'est de la congestion (1), et d'ailleurs, même
quand on trouve des altérations, on est en droit de se demander si elles ne sont pas l'effet des excitations réflexes
plutôt que leurs causes.

On a bien attribué le tétanos à la lésion des nerfs pé-
riphériques, incomplètement divisés; mais cela n'est
pas démontré, et la section nette de ces nerfs faite par le
chirurgien n'a pas souvent arrêté le tétanos.

Quelle que soit la cause de cette terrible maladie, elle
offre constamment un symptôme bien manifeste : c'est
la contraction tonique des muscles. C'est donc ce symptôme qu'il semblerait rationnel de combattre. Aussi
a-t-on employé le chloral, le chloroforme, l'atropine,
même la nicotine et le curare, qui sont tous des agents
acinétiques, c'est-à-dire diminuant ou supprimant l'excitabilité des nerfs moteurs ou l'irritabilité musculaire,
ou détruisant la communication des nerfs avec les muscles. Malheureusement les succès sont rares.

D'autres traitements ont aussi réussi. L'opium a donné
de bons résultats. La sudation aussi, soit qu'elle ait été
amenée par l'entourement de tout le corps, sauf la tête,
avec du fumier de cheval (cas d'Ambroise Paré), ou
par le séjour pendant quatre heures dans une cale de
navire, où la chaleur était extrême (cas de Fournier),
ou par des bains de vapeur, ou par l'hydrothérapie.

On a encore vanté l'amputation, l'anesthésie locale,
la section des nerfs, l'application d'un cautère actuel

(1) Gustave Richelot. Du tétanos, Paris, 1875.

Raguet-Lépine.   6

ou potentiel, de larges vésicatoires sur la surface et autour de la plaie comme moyens locaux ; et comme moyens généraux : les alcooliques, la belladone, le hatschich, l'aconit, les mercuriaux.

Ce qu'il ne faut pas oublier, c'est que, dans les cas aigus, tous les traitements ont échoué, et que dans les cas chroniques, c'est-à-dire ceux ou le tétanos a eu une marche lente, les malades ont été quelquefois sauvés par les seuls efforts de la nature. Il est donc bien difficile de savoir si ce sont les médicaments employés qui ont amené la guérison, ou si elle a eu lieu spontanément.

Mais au moins est-on sûr que ces médications n'ont pas nui, puisqu'un nombre assez grand de malades qui en ont usé ont guéri. Il me semble donc que devant une maladie qui entraîne si souvent la mort, le chirurgien n'a pas le droit de rester dans l'expectation, et je crois que c'est aux médicaments acinétiques, c'est-à-dire à ceux qui amènent une résolution plus ou moins complète des muscles, en diminuant l'excitabilité de la moelle et des nerfs ou autrement, qu'il faut avoir recours. Parmi ces médicaments, c'est au chloral que je donnerais la préférence, puisqu'il est bien démontré que sur l'homme il est acinétique à la dose de 6 à 8 gr., et que manié avec prudence, il ne met pas la vie en danger.

7° *Délire nerveux*. — Ce délire, qui n'est pas dû à la fièvre, ne se voit guère que chez les blessés alcooliques. Il semble donc qu'il faut admettre qu'ici le traumatisme ne fait que provoquer le délire nerveux, chez des individus, qui y sont prédisposés par l'alcoolisme.

Le traitement est celui du délire alcoolique (délirium tremens).

8° *Pourriture d'hôpital.* — Sous ce nom, on comprend des maladies d'allures bien différentes, depuis le simple exsudat fibrineux sans gravité, qui se voit quelquefois sur les plaies, jusqu'à la forme grave de pourriture d'hôpital, qui se montre après les grandes guerres.

Je me bornerai à dire que toujours la pourriture d'hôpital est primitivement une maladie locale, et que ce n'est que, par suite de la résorption des produits putrides, qu'elle peut devenir générale et affecter toute l'économie; qu'elle est contagieuse.

Que dans les cas de simples exsudats fibrineux, il suffit de toucher ceux-ci avec de la teinture d'iode, du jus de citron, ou le crayon de nitrate d'argent.

Que dans les cas plus graves, ce qui réussit le mieux est le cautère actuel appliqué profondément. Le cautère actuel est surtout indiqué dans la forme ulcéreuse, quand il y a sur la plaie une sorte de bouillie épaisse, avec infiltration ichoreuse des environs et inflammation phlegmoneuse des bords.

Pour que la cautérisation réussisse, il faut qu'elle détruise complètement toutes les parties atteintes de pourriture. Elle est contre-indiquée quand le cautère ne peut pas pénétrer dans toutes les anfractuosités de la plaie; dans les cas où celle-ci est recouverte d'une couenne épaisse et sèche, dans les pourritures, qui saignent facilement.

On peut aussi se servir avec avantage du chlorure de zinc, qui produit des eschares sèches et limitées.

M. Heine en a obtenu de bons résultats. Il a été employé en solutions plus ou moins concentrées, ou sous forme de pâte de Canquain.

On a employé beaucoup d'autres agents locaux, qu'on trouve tous énumérés dans la thèse de M. le Dr Wolff(1), et parmi lesquels je ne citerai que l'acide phénique en solution à 3 p. 100 et à 5 p. 100, et la poudre de camphre ; ce dernier médicament a donné des succès entre les mains de M. Netter et de M. Richet.

Les amputations ne donnent pas de bons résultats ; d'après les statistiques, elles compteraient moitié d'insuccès.

Dans les cas de pourriture grave, il faut surtout avoir recours au traitement prophylactique et isoler les malades. Les mettre dans les meilleures conditions hygiéniques possible. Éviter qu'aucun objet ayant touché un blessé, atteint de pourriture d'hôpital, ne soit mis en contact avec la plaie d'un autre blessé et donner un régime tonique.

9° *Infection purulente ou pyohémie* (2). — On dit qu'il y a infection purulente toutes les fois qu'à la suite de plaies suppurantes on trouve des abcès métastatiques, dans les organes splanchniques ou du pus dans les

(1) Thèses de Paris, 1875, n° 149.

(2) C'est pour me conformer à la tradition classique que je sépare l'infection purulente, qui a d'ailleurs une physionomie toute spéciale des autres manifestations de la septicémie. Mais, ainsi que j'ai eu soin de le dire plus haut, je regarde l'infection purulente ou pyohémie, non comme une maladie à part, mais comme une manifestation particulière de la septicémie.

articulations, sans qu'on puisse invoquer de propaga-
tion de voisinage.

On voit que, par cette définition, je ne préjuge en rien
la façon dont ces abcès se forment. C'est l'incertitude
qui règne encore aujourd'hui dans la science sur le
mécanisme par lequel se produit l'infection purulente
qui m'oblige à cette réserve.

Pour combattre l'infection purulente confirmée, on a
conseillé, d'après Vidal, le sulfate de quinine, qui a fait
quelquefois disparaître l'irrégularité des frissons, mais
dont l'action curative est bien incertaine. Il a été employé dans un cas de guérison obtenue par Bonnet, cité
par Duplay. M. A. Guérin l'a aussi employé avec succès.

Tessier préconise l'alcoolature d'aconit, mais il n'a
pas été démontré que ce médicament ait produit des
guérisons.

Il est rationnel de chercher à obtenir l'élimination du
pus qu'on suppose septique :

1° Par l'intestin, d'où l'indication des évacuants, qui
ont été employés par Vidal dans un cas de guérison ;

2° Par la peau, d'où l'indication des sudorifiques et
des stimulants diffusibles.

3° Par les reins, d'où l'indication des diurétiques.

Il faut en même temps, par un régime tonique, diminuer la puissance d'absorption et soutenir les forces du
malade que la suppuration tend à épuiser (vin, bouil-
lons, potages, œufs, viande crue); mais une alimenta-
tion trop substantielle nuirait ici, comme dans toutes
les phlegmasies.

Bonnet conseille localement la cautérisation de la

plaie pour détruire sur place le principe septique et les parties mortifiées de la plaie.

Elle a été faite, soit au fer rouge, soit au chlorure de zinc (Bonnet, Sédillot). Il paraît mieux valoir cautériser la plaie tout entière, ce qui la dessèche, que de cautériser, comme Sédillot, les veines dans leur trajet, parce qu'alors, pour que ce fût efficace, il faudrait les trouver toutes.

Traitement préventif. — Le traitement préventif a peut-être seul quelque valeur.

L'infection est plus rare dans les campagnes, et quand il n'y a pas encombrement. Cela indique qu'il faut placer les malades dans un air pur et éviter l'encombrement.

Il faut éviter l'altération du pus, et par conséquent sa stagnation, qui en est l'une des causes les plus fréquentes et les mieux démontrées, et pour cela favoriser, en cas de besoin, son libre écoulement par des débridements et des contreouvertures aux points les plus déclives, dans lesquelles on passe des drains, par des lotions ou irrigations, par l'aspiration (Maisonneuve), qui remplit une indication importante, puisqu'elle soustrait la plaie au contact de l'air et en retire le pus à mesure qu'il s'y forme, mais qui n'est pas restée dans la pratique, parce que son application demande des appareils trop compliqués, et qu'on ne peut avoir ordinairement sous la main.

Quand on emploie les pansements à l'ouate de M. A. Guérin et le pansement de Lister, il est certain, surtout avec le premier de ces pansements, qu'on évite l'infection purulente dans la majorité des cas. Je n'ai donc pas besoin d'insister pour recommander l'usage de ces pansements, toutes les fois qu'on a lieu de craindre cette terrible complication.

Il faut éviter la réunion immédiate, qui expose à la rétention du pus.

On a souvent remarqué que, sur les plaies devant donner lieu à l'infection purulente et avant que celle-ci ne fût déclarée, le pus se desséchait et la suppuration se tarissait : on a cru voir là l'indication de rappeler la suppuration par des topiques irritants, comme l'onguent de Styrax.

La cautérisation expose-t-elle moins que le bistouri à l'infection purulente?

Ce sont surtout les fractures des gros os des membres, surtout celles des os du membre inférieur, et plus particulièrement celles qui sont comminutives, et aussi les plaies d'amputations qui exposent le plus à l'infection. Cela tient peut-être en partie à la disposition particulière des veines, des os qui restent béantes, au milieu du tissu conjonctif.

Dans les fractures des grands os, il faut remarquer aussi qu'il y a ordinairement une grande cavité, souvent anfractueuse, ce qui réalise la condition la plus favorable à la stagnation du pus et à ses altérations; aussi, dans ces plaies est-il de la plus grande importance de favoriser l'écoulement du pus par tous les moyens.

Quand il y a plaie comminutive, il est indiqué d'enlever toutes les esquilles qui ne tiennent pas, de réséquer même les fragments trop anguleux, parce que ce sont autant de corps étrangers, dont les frottements font

constamment de nouvelles plaies dans la plaie, et entre-
iennent indéfiniment la suppuration ; de faire les débridements et contre-ouvertures nécessaires, de placer
des drains. On augmente bien ainsi l'étendue de la surface purulente, mais on facilite l'écoulement du pus et
il est admis par presque tous les auteurs que c'est la
résorption d'un pus, devenu septique par suite de stagnation et de croupissement, ou d'une autre cause, qui
amène l'infection purulente. On peut d'ailleurs retarder et modérer la suppuration par le pansement à l'alcool.

Une autre indication est de maintenir le membre dans
l'immobilité la plus complète pour éviter des mouvements qui tendent à enflammer la plaie. Ce qui me paraît le mieux convenir est un appareil inamovible, maintenant non-seulement le bras et l'avant-bras, mais
l'épaule, s'il s'agit du membre supérieur, et le bassin,
s'il s'agit du membre inférieur.

10° *Emphysème traumatique.* — L'emphysème traumatique des plaies doit être regardé plutôt comme le
symptôme de la désorganisation et de la putréfaction
des tissus que comme une complication particulière.

QUATRIÈME PARTIE

Je viens d'exposer les principales indications du traitement des plaies jusqu'à leur guérison, c'est-à-dire
jusqu'à ce qu'une réaction naturelle ou provoquée en ait
amené l'obturation, soit par régénération des tissus divisés ou détruits, soit par production d'un tissu cicatriciel.

Mais le rôle du chirurgien n'est pas encore terminé ;
car les cicatrices peuvent être difformes parce que la
réparation est restée en deçà ou est allé au delà du besoin.

Elles peuvent amener des difformités en modifiant la
situation normale des parties, soit par des adhérences,
souvent si difficiles à éviter, des bourgeons charnus
entre eux, soit par la trop grande rétraction du tissu
cicatriciel.

Les cicatrices ont en outre leurs maladies.

Le chirurgien devra donc souvent traiter les cicatrices.

Il doit aussi s'efforcer de supprimer les fistules qui
s'établissent à la suite de certaines plaies, ou au moins
d'en atténuer les inconvénients.

I. CICATRICES DIFFORMES.

Les cicatrices sont difformes quand elles sont enfoncées ou saillantes.

1° Les *cicatrices enfoncées* résultent de l'adhérence de la cicatrice avec les parties profondes et surtout avec des os. On les voit à la suite des plaies d'armes à feu, de carie ou de nécrose des os.

Il n'y a rien à faire contre cette difformité, qu'il serait même difficile de prévenir.

2° *Cicatrices saillantes.*— On les évite en réprimant les bourgeons charnus exubérants, en les touchant avec le nitrate d'argent, en les couvrant de poudre d'alun calciné.

On les fait disparaître en excisant les parties saillantes.

II. Difformités causées par les cicatrices.

Ces difformités reconnaissent deux causes :

1° La force de rétraction inhérente du tissu cicatriciel ;

2° La faculté que possèdent les bourgeons charnus de contracter entre eux des adhérences solides, qui amènent des changements dans les rapports naturels, et dans la direction des parties, ou l'occlusion plus ou moins complète des cavités naturelles.

A. *Rétraction des cicatrices.*—Quand le tissu cicatriciel s'est rétracté avec trop de force, il attire les parties voisines ; c'est ainsi que les paupières se renversent en bas dans l'entropion, que les lèvres ou les joues sont maintenues abaissées vers le cou, que la tête est fortement attirée en avant, en arrière ou latéralement, que les membres sont portés dans l'extension ou dans une flexion plus ou moins forte, etc. On peut prévenir ces difformités en maintenant les parties dans une situation convenable au moyen d'attelles et de bandes, ou d'appareils appropriés.

Mais on ne peut obtenir, à l'aide de bandages ou de machines, même très-puissantes, le redressement des parties déformées, à cause de la résistance et de la rétractibilité trop grandes du tissu cicatriciel. On est obligé de recourir à des opérations sanglantes.

Méthode ancienne. — La méthode la plus ancienne consiste à conserver la cicatrice, mais à l'agrandir, en pratiquant, sur plusieurs points de la longueur de la bride, des incisions qui la divisent en travers dans toute sa largeur, et dans toute son épaisseur, de manière à avoir une cicatrice aussi étendue que possible en surface ; à étendre les parties dans une direction opposée à celle que la cicatrice leur avait fait prendre, et à les maintenir ainsi étendues, à l'aide de la position, et de bandages ou machines. On peut faire les incisions en plusieurs fois, pour ne pas avoir une trop grande plaie.

Les auteurs du Compendium ont obtenu des guérisons durables dans des cas ou il a fallu recourir à cette méthode, et où la profondeur des incisions et l'écartement de leurs bords a donné lieu à des plaies d'une grande étendue. C'est dans ces cas qu'on peut avec avantage toucher, avec le nitrate d'argent, les bords coupés de la bride, afin d'empêcher que le tissu de la nouvelle cicatrice ne tende à rapprocher de nouveau ces bords, dont l'incisision a permis l'écartement.

Méthode de Delpech. — Il y a une autre méthode, préconisée par Delpech, et qui consiste à exciser toute l'ancienne cicatrice, et à réunir immédiatement la plaie, ainsi faite, afin d'en obtenir une nouvelle dans de meilleures conditions. Telle qu'elle a été présentée par son inventeur, elle ne peut s'appliquer qu'à de petites brides étroites. Dans les autres cas, on produirait de trop vastes plaies, qu'on ne pourrait réunir immédiatement. Mais en ajoutant à cette méthode des procédés autoplastiques, on peut l'employer dans un certain nombre de cas.

Si les muscles ont subi une rétraction, par suite du rapprochement de leurs extrémités, on ne peut vaincre la résistance qu'ils opposent, et il faut sans hésiter, ou les couper dans la plaie, ou, ce qui est mieux, couper un de leurs tendons éloignés, en choisissant celui qui contient le plus de parties fibreuses. C'est alors seulement qu'on peut redonner à la région sa configuration naturelle.

Quant à la résistance des autres parties molles, on en triomphe peu à peu, à l'aide de légers mouvements imprimés chaque jour à la partie, à l'aide de bandages, et surtout d'appareils orthopédiques.

Il faut continuer l'usage des appareils, longtemps encore après la nouvelle cicatrisation, afin de s'opposer à la tendance du tissu cicatriciel récent à la rétraction.

Il se forme quelquefois de nouvelles brides, il faut les inciser de nouveau.

Les accidents auxquels exposent les incisions sur les cica-

trices ou leur excision sont rares. — Ce sont les inflammations érysipélateuses ou phlegmoneuses.

Il ne faut agir sur les cicatrices que quand elles sont
complètement organisées, c'est-à-dire au moins quelques mois après le début de leur formation. Sans cela
on risque de produire, dans le tissu cicatriciel, un travail d'inflammation qui se propage au loin aux parties
voisines; d'ailleurs, le tissu de cicatrice n'ayant pas
épuisé toute sa force de rétraction, on aurait à redouter
la reproduction de la difformité.

Il ne faut attaquer les difformités, produites par
les cicatrices, que quand on se sera assuré qu'on
pourra obtenir une cicatrice plus lâche et moins difforme.
Il y a contre-indication absolue, quand il existe un obstacle insurmontable au rétablissement des formes et
des fonctions, comme par exemple : paralysie, adhérences des muscles et des tendons, ankylose, déforma-
tion des surfaces articulaires, etc., etc.

B. *Adhérences.* — Par suite de la tendance qu'ont les
bourgeons charnus à adhérer entre eux chaque fois
qu'ils se trouvent en contact, on voit souvent la réunion
contre nature de parties contiguës. Cela arrive fréquemment aux doigts, aux orteils, etc., surtout après les
brulûres qui produisent des plaies étendues en surface. L'indication est d'empêcher les bourgeons charnus d'être en contact.

Quand on a des raisons de craindre ces réunions
anormales, il faut s'y opposer, par l'interposition entre
les parties de corps isolants: soit linges enduits de
corps gras, soit lames métalliques.

Quand les adhérences se sont produites, il faut les disséquer et les empêcher de se reproduire en employant les mêmes corps isolants. Dans les deux cas il est souvent nécessaire d'avoir recours à des procédés d'autoplastie. Mais même en combinant ces moyens, il arrive assez fréquemment que l'on échoue.

Occlusion des cavités naturelles. — L'indication est la même ; quand on n'a pas pu réussir à prévenir ces occlusions, en maintenant les cavités de ces parois écartées, par des corps isolants et dilatants, il faut avoir recours à l'autoplastie, en empruntant des lambeaux de peau aux parties voisines.

III. Maladies des cicatrices.

1° *Démangeaisons* qui guérissent ordinairement seules.

2° *Sensation d'ardeur et de sécheresse*, due peut-être à un défaut de transpiration, que l'on fait cesser par des fomentations, ou des embrocations adoucissantes.

3° *Douleurs dans les cicatrices.* — Quelques auteurs ont conclu de la sensibilité des cicatrices qu'il y existait des nerfs. Il est plus simple d'admettre qu'à cause des propriétés hygrométriques du tissu cicatriciel, les parties se gonflent et tiraillent les parties voisines, et excitent les nerfs que ces parties contiennent.

Il est avantageux de soustraire, autant que possible, les cicatrices à la fâcheuse influence des variations atmosphériques, en les couvrant de flanelle, de vêtements chauds, d'ouate, de taffetas gommé, de plaques de carton, ou de cuir boulli.

Certaines douleurs sont indépendantes des variations atmosphériques. Elles sont très-vives ; tantôt continues, tantôt revenant par accès comme des douleurs névralgiques. Il est rationnel d'admettre avec la plupart des auteurs, qui en ont parlé, que dans ces cas une ou plusieurs ramifications nerveuses sont emprisonnées dans la cicatrice, et irritées par la compression qu'elles y éprouvent.

Le traitement, qui convient dans ces cas et qui donne des succès, est l'incision complète de la cicatrice, jusque dans sa partie profonde et adhérente. Le cautère actuel a aussi réussi entre les mains de Larrey.

4° *Gonflement.* — On voit quelquefois, dans les cicatrices, un gonflement, qu'il faut attribuer à leur tiraillement, et qui disparaît par le repos et l'emploi des émollients. Ce gonflement est souvent permanent chez les scrofuleux.

5° *Inflammation des cicatrices.* — Les cicatrices très-minces, qu'on observe à la suite des pertes de substance considérables, et qu'on voit surtout quand elles reposent sur un os superficiel, comme le tibia par exemple, ou quand elles sont disposées de manière à être tiraillées dans tous les sens, peuvent se déchirer. De cette déchirure résulte une excoriation, tantôt superficielle, tantôt profonde, amenant quelquefois une inflammation qui se propage sous forme d'érysipèle aux parties environnantes.

Dans d'autres cas, c'est l'inflammation des parties voisines qui se propage aux cicatrices, ou bien celles-ci s'enflamment par suite de violences extérieures.

Quelle que soit d'ailleurs la cause de l'inflammation, elle a toujours une tendance extrême à se terminer par ulcération à marche très-rapide. Il suffit de quelques jours, et même de quelques heures, pour voir disparaître, par ulcération, une cicatrice fort large qui avait mis plusieurs mois ou plusieurs semaines à se produire. Heureusement que d'ordinaire cette destruction n'est que superficielle. Ce n'est qu'avec beaucoup de lenteur et lorsque l'ulcération a complètement cessé de s'étendre, qu'on voit apparaître des bourgeons charnus de bonne nature.

Il résulte de ce qui précède qu'on doit s'appliquer à protéger les cicatrices contre l'action des causes qui peuvent y déterminer de l'inflammation.

Le traitement de cette ulcération est celui de tous les ulcères.

6° *Hypertrophies des cicatrices ou tumeurs végétantes des cicatrices.* — D'après Follin et Duplay, il faut y comprendre les bourrelets hypertrophiques, la chéloïde cicatricielle, les tumeurs verruqueuses des cicatrices de Hawkins, etc. (1), où l'on rencontre un développement exagéré des éléments fibreux ou fibro-plastiques.

Pour les simples *bourrelets hypertrophiques* qui persistent quelquefois à la suite des plaies linéaires, et qui peu-

(1) C. Hawkins. The verrucous tumor of cicatrices (Medico-chirurgical transactions, t. XIX, et London Medical Gazette, t. XXI, p. 995. Lectures on tumours.

vent être douloureux et saignants, on peut rester dans l'expectation, si la cicatrice n'est pas exposée à des violences ; on essaie, pour les réduire, des applications stimulantes comme celles de teinture d'iode, aidées d'une compression méthodique douce, à l'aide de plaques d'amadou maintenues par une bande.

Quant aux chéloïde set aux tumeurs verruqueuses des cicatrices (de Hawkins), si la tumeur peu développée ne tend pas à s'accroître, il est sage de ne pas pratiquer d'opérations.

Dans le cas contraire, il faut les enlever avec le bistouri. Les caustiques doivent être absolument rejetés ; car si la plaie, résultant de l'ablation de la tumeur, ne peut être réunie par première intention, et laisse une plaie ouverte, on doit craindre la récidive.

Productions cornées des cicatrices. — C'est à l'extrémité des moignons des amputés, et surtout des amputés de la cuisse, qu'on les constate le plus souvent. C'est peut être à cause des pressions et des frottements, auxquels sont soumis les moignons pendant la marche. Il faut exciser ces productions cornées.

L'*épithéliome*, surtout *papillaire*, et le *cancer* (squirrhe ou encéphaloïde), se développent aussi dans les cicatrices ; on doit les enlever comme s'il s'agissait de ces mêmes tumeurs développées autre part que dans les cicatrices.

7° *Varices.* — Dupuytren a vu une fois de nombreuses varices dans une cicatrice, résultant d'une brûlure très-étendue. Cela ne peut se rencontrer que dans des cicatrices plus vasculaires qu'elles ne le sont généralement ; mais Dupuytren fait remarquer que les varices sont communes au-dessous des cicatrices, surtout à la suite des brûlures, et qu'elles s'étendent souvent sur un membre tout entier.

Ulcères.

Je ne parlerai pas des ulcères, parce qu'ils ne sont pas produits, comme les plaies, par une violence extérieure, qu'en outre, ils ne sont pas des maladies locales, mais reconnaissent une cause générale.

En effet, d'après les auteurs du Compendium, les ulcères se divisent en deux groupes :

1° Symptomatiques d'une altération plus considérable qu'eux-mêmes : solutions de continuité entretenues par une carie, une nécrose, un corps étranger, l'exfoliation d'un tendon, ceux qui succèdent à l'élimination d'une eschare gangréneuse, à la rupture d'une veine variqueuse, ou qui s'établissent à la surface d'un cancer.

2° Ceux qui se rapportent à quelque disposition vicieuse de la constitution ou à quelque diathèse :

Ulcères vénériens scrofuleux, scorbutiques, dartreux, teigneux, psoriques, morveux.

IV. — Fistules établies à la suite de plaies.

Au point de vue chirurgical, il n'y a à s'occuper que des fistules qui se terminent à la peau ou à quelque portion des membranes muqueuses accessible à la vue, au doigt et aux instruments, comme sont celles du vagin et de la partie inférieure du rectum.

Il y a des fistules qu'il est impossible ou qu'il serait dangereux de guérir : les fistules à l'anus chez les phthisiques.

L'indication est de supprimer la fistule, soit qu'on détermine l'accolement de ses parois, soit qu'on en excise une portion.

Les anciens s'attaquaient surtout aux callosités, et ils échouaient, parce qu'ils détruisaient les effets en laissant substituer la cause toute entière. C'est aux fistules et aux causes qui les ont produites qu'il faut s'attaquer; c'est ainsi qu'on amènera la fonte des callosités accessoires, le resserrement des trajets anormaux et l'organisation de cicatrices solides et durables.

L'indication générale de s'attaquer à la lésion originelle est constante; mais les moyens d'agir sont variables suivant les cas particuliers.

Quand une fistule s'ouvre à l'extérieur par des orifices multiples, quand son trajet est ramifié ou anfractueux, il est ordinairement utile, avant l'opération principale, de réunir, par des incisions, les orifices et les embranchements, de rendre, en un mot, la lésion plus simple.

On combattra les *fistules cutanées* par la compression de la peau décollée, si elle assez vivante pour pouvoir se recoller; sinon on l'excisera de manière à obtenir une simple plaie en gouttière.

Pour les *fistules consécutives aux grands abcès*, avec déperdition de substance et amaigrissement des malades, on conseillera des soins de propreté, le repos absolu de la région malade, et la compression. Mais surtout un régime tonique, l'exercice et le séjour à la campagne seront les moyens à employer.

On enlèvera les corps étrangers s'il y en a, en les extrayant directement, ou on provoquera autour d'eux une suppuration qui facilite leur sortie, dans le cas où la disposition anatomique des parties ferait craindre la lésion de quelque partie importante, ou l'ouverture d'un gros vaisseau.

Pour les *fistules symptomatiques* d'une *carie*, d'une *nécrose*, d'une *affection tuberculeuse des os*, et pour *celles qui se forment autour d'une tumeur blanche*, elles ne sont que secondaires; c'est donc la maladie principale qu'il faut s'attacher à combattre par des médicaments internes ou externes et l'hygiène.

Quant aux *fistules occasionnées par la perforation des conduits excréteurs, des réservoirs naturels*, destinés aux liquides sécrétés, les instruments, les méthodes et les procédés opératoires employés pour leur curation sont aussi nombreux que variés. On peut pourtant les ranger sous un petit nombre de chefs, suivant qu'ils remplissent l'une des indications suivantes :

1° Tarir pour un certain temps le liquide dont le passage continuel entretient la fistule : c'est là ce qu'on se propose par la cautérisation et par la compression.

2° Détourner le liquide de la voie anormale qu'il s'est frayée; ce qu'on obtient, soit en rétablissant son cours naturel par l'emploi des injections, de la dilatation, de la cautérisation ou d'instruments particuliers, tels que l'entérotome de Dupuytren, soit en lui frayant un chemin artificiel, plus favorablement disposé que le trajet fistuleux, ainsi qu'on le pratique dans certaines fistules salivaires.

3° Faire de la fistule et du canal naturel, auquel elle est accolée, un seul et même conduit, au moyen d'une incision convenablement dirigée, mode opératoire très-usité dans la cure des fistules anales et recto-vaginales.

L'existence de certaines complications ou la disposition anatomique des parties donne lieu à des indications particulières. La compression, les injections irritantes, les drains, la cautérisation, ont été employés avec succès pour modifier l'organisation de la membrane pariétale des fistules, et la transformer en une surface granuleuse susceptible d'adhésion, et pour accoler l'une à l'autre les parois opposées.

Il a quelquefois suffi de topiques émollients et résolutifs, du repos, des bains, des émissions sanguines locales, pour faire disparaître des callosités assez étendues. Quand elles résistent à l'emploi de ces moyens, on les incise afin d'y déterminer la production des bourgeons charnus. On peut même en exciser les portions les plus dures, mais il est rare qu'on soit obligé d'en pratiquer l'ablation complète; cela ne se fait guère que s'il existe plusieurs *clapiers*.

Les fongosités sont attaquées par l'instrument tranchant, les caustiques ou le cautère actuel.

Enfin, on a quelquefois recours, dans des circonstances particulières, à la suture et divers procédés autoplastiques, pour obtenir l'occlusion de certaines fistules et spécialement de celles, qui sont en rapport avec les voies aériennes.

Tous les moyens qui viennent d'être indiqués ne suffisent pas toujours, car la maladie peut être entretenue par un vice de la constitution, tel que le vice scrofuleux, par exemple ; le chirurgien ne doit pas perdre de vue que, dans ces cas, il n'aura chance d'obtenir la guérison qu'en combattant la maladie générale par les moyens hygiéniques et un traitement interne.

APPENDICE.

Jusqu'à présent, je me suis borné à exposer d'une manière tout à fait générale les indications à remplir, mais, pour me faire mieux comprendre, il me paraît utile de choisir certaines plaies comme exemples et de leur appliquer les indications que j'ai formulées dans ce travail. Je pense, de cette façon, en faire plus nettement saisir le but pratique; en même temps, certaines plaies ou lésions me fourniront l'occasion de développer des considérations, qui ne trouvaient pas naturellement leur place ailleurs, et quelques indications spéciales.

Je diviserai les plaies en :

I. Celles où les téguments seuls sont atteints.

II. Celles qui ont intéressé les parties sous-jacentes aux téguments, en respectant ceux-ci, ou plaies sous-cutanées.

III. Celles qui ont intéressé les parties sous-jacentes aux téguments et légèrement ceux-ci.

IV. Enfin les plaies profondes, avec division des téguments.

Ce n'est pas que je veuille attaquer la classification qui divise les plaies en celles faites par instruments piquants, tranchants, contondants et par projectile de guerre, adoptée par tous les auteurs ; elle est certainement la plus commode d'une façon générale, et c'est elle qui se prête le mieux aux descriptions dans un traité des plaies ; mais celle que j'adopte me paraît mieux convenir à mon plan.

Je parlerai ici de quelques lésions traumatiques (contusions, durillons forcés, brûlures, entorses, etc.), que, rigoureusement, on n'a pas le droit de nommer plaies, mais qui se rapprochent des plaies, et dont le traitement offre quelques indications spéciales qu'il est intéressant de faire ressortir.

I. *Plaies imitées aux téguments seuls.*

La plupart guérissent facilement et vite sans qu'on ait besoin de les soigner.

Erosions. — Cependant, il y en a qui sont exposées à deux dangers sérieux :

1° Le contact des poussières, atmosphériques ou autres, qui s'y attachent, et l'introduction de petits corps étrangers, pouvant produire de l'inflammation.

2° Celui plus grand encore de l'absorption de matières septiques; les plaies les plus exposées à ces dangers sont les plus superficielles, les simples érosions, où l'épiderme seul est enlevé ; ceci s'explique par la richesse du réseau lymphatique sous-épidermique, qui, dénudé, est tout prêt pour l'absorption.

C'est pour cela qu'on voit si souvent ces lésions si légères être causes de panaris, de phlegmons, de l'inoculation du virus syphilitique, et de celui des cadavres qui n'ont pas encore subi la putréfaction (une fois la putréfaction arrivée, les cadavres ne contiennent plus de virus, mais seulement des matières putréfiées beaucoup moins dangereuses) d'érysipèle et même d'infection purulente.

On devra donc faire l'occlusion de ces petites plaies, car l'indication est de les soustraire à ces deux dangers. Il faudra seulement, comme toujours, avoir soin de faire écouler les liquides, qui se formeraient sous le pansement occlusif, et qui exposeraient à d'autres complications.

Ampoules. Durillons forcés. — Quand l'épiderme, au lieu d'être divisé, est simplement décollé, il se forme une cavité, pour le sang ou la sérosité d'abord ; et pour le pus ensuite, si on enflamme le point décollé par le maniement continué d'outils qui froissent toujours le même endroit.

Ici l'indication est d'inciser promptement, pour donner issue au pus, et afin que les rapports anatomiques et la contention des parties puissent être rétablis, et que la cavité puisse être supprimée. Sans cela on peut voir survenir les phlegmons du dos de la main, qui s'étendent quelquefois à tout le bras.

Je parle surtout des petites plaies de la main, parce que ce sont celles que l'on voit le plus souvent, mais il en est de même pour celles des autres parties du corps.

Contusions. — Celles du 1er et 2e degré de la classification de Dupuytren ne réclament généralement aucun traitement. Celles du 3e degré, où il s'agit de faire résorber le sang, collecté en bosses sanguines, ou épanché, sont avantageusement traitées par le froid qui agit comme astringent, et qu'on emploie sous forme de compresses mouillées, et par la compression. Par ces deux moyens, on aide à la résorption du sang et de la sérosité épanchés, et on empêche l'afflux de nouveaux liquides.

M. Verneuil (1) pose en principe absolu que, dans les infiltrations sanguines et dans les épanchements sanguins, il faut rester dans l'expectation, en n'employant que la compression ouatée et quelques résolutifs, parce que comme, dans ces lésions sous-cutanées, le sang ne provoque pas d'inflammation, il ne s'est pas constitué de foyer limité; et, si par des incisions évacuatrices on fait arriver l'air en contact avec les parties, on s'expose à des suppurations diffuses.

Dans un cas d'épanchement sanguin avec eschares des téguments, M. Verneuil a momifié ces eschares en les touchant tantôt avec du perchlorure de fer, tantôt avec de la teinture d'iode, et il a vu l'épanchement se résorber avant leur chute.

Quant au contraire la suppuration existe dans un épanchement sanguin, il n'y a plus le même danger à ouvrir le kyste, parce que l'inflammation a amené la formation d'une membrane, qui limite le foyer et s'oppose ordinairement à l'extension de la suppuration.

Les plaies contuses des téguments ne méritent pas de mention spéciale, parce qu'on peut, la plupart du temps, les ramener dans les conditions des plaies faites par instruments tranchants, en régularisant leurs bords par l'excision des portions contuses des tissus et les réunir, aussi bien que d'autres plaies.

Il ne faut pourtant pas oublier que la réunion des plaies contuses au cuir chevelu et dans les régions où le tissu cellulaire sous-cutané est très-lâche, dos de la main et du pied, face interne des membres, périphérie des articulations, a souvent eu des effets déplorables.

Dans le 4e degré, ce n'est plus une plaie, mais une gangrène que l'on a à soigner, mais il ne faut pas oublier que la gangrène immédiate est relativement rare, que le plus souvent les tissus restent dans un état indécis entre la vie et la mort, pendant un temps, qui varie

(1) Dictionn. encyclopédique, art. Contusion.

entre quelques heures et quelques jours; et qu'au lit du malade on est souvent surpris de voir mourir des tissus à peine froissés, et revivre des parties qui paraissaient inévitablement vouées à la mort. Le chirurgien devra donc ne pas se presser de se prononcer sur le degré des contusions.

Brûlures. — Elles sont graves quand elles occupent une large surface, ou désorganisent plus ou moins le derme.

Dans les brûlures de tous les degrés (de la classification de Dupuytren, adoptée par tous auteurs), il y a indication de modérer la réaction inflammatoire, et, pour cela, de soustraire la plaie au contact de l'air qui augmente l'inflammation et peut causer la septicémie, et de la protéger contre l'injure des corps extérieurs (chocs, frottements, etc.), en lui procurant en même temps une température constante. Les topiques qui remplissent le mieux cette indication et qui sont le plus généralement employés sont : *l'ouate*. qu'on peut remplacer par les *aigrettes de typha* et le *liniment oléo-calcaire*. La compression ouatée peut rendre de très-grands services, en diminuant l'afflux des liquides et en préservant du contact de l'air.

Les brûlures du 1er degré, c'est-à-dire celles qui n'ont amené que la rubéfaction de la peau, sont sans gravité.

Il suffit d'appliquer sur ces plaies de l'eau fraîche, pour faire contracter les vaisseaux et empêcher l'afflux des liquides, ou de les envelopper d'ouate, pour les soustraire au contact irritant de l'air.

Dans les brûlures du 2e degré, quand elles ont amené une phlyctène à la façon d'un vésicatoire, il faut éviter d'enlever l'épiderme soulevé, parce qu'on aurait alors une surface dénudée exposée au contact de l'air, prête à l'absorption et qui pourrait se dessécher superficiellement. Le mieux est de traverser l'épiderme soulevé par un séton composé d'un ou plusieurs fils, qu'on laisse dans la plaie et dont les extrémités la dépassent un peu (on assure ainsi l'écoulement des liquides de la phlyctène et on facilite le recollement de l'épiderme), puis de recouvrir la brûlure d'ouate, avec ou sans liniment oléo-calcaire, et de la comprimer au moyen de bandes roulées.

On peut calmer la douleur quelquefois très-vive qui se montre aussitôt après la brûlure, par l'application continuée pendant une ou plusieurs heures d'eau froide en irrigation continue, ou portée sur la plaie au moyen de compresses, qu'on renouvelle aussitôt qu'elles s'échauffent.

Dans les brûlures du 3e et 4e degrés, où il y a mortifiation de la partie superficielle ou de toute l'épaisseur de la peau, il doit forcément y avoir élimination inflammatoire des parties mortifiées. On se trouve bien d'employer sur ces plaies les émollients sous forme de cataplasmes, douches ou bains, qui facilitent le détachement des eschares. Il ne faut pas tirailler celles-ci, mais seulement en réséquer, avec des ciseaux, les portions qui n'ont plus de connexion avec les parties vivantes.

Mais, même pour les *brûlures du 3e et du 4e degré*, on peut se contenter de protéger les parties lésées par une épaisse couche d'ouate sous laquelle les eschares se détachent et les bourgeons charnus se produisent. Il faudra seulement renouveler l'ouate de temps en temps, afin d'enlever tous les produits corrompus, dont l'odeur fétide incommode les malades.

Si la réaction inflammatoire est très-intense, on aura recours aux opiacés contre les manifestations générales, et localement on a conseillé les sangsues aux alentours de la brûlure. S'il se formait du pus sous une eschare, on devrait lui donner issue en incisant largement celle-ci.

Quand la brûlure occupe une très-grande étendue, on s'est bien trouvé de maintenir pendant plusieurs jours, sur des parties de celle-ci, des vessies d'eau glacée ou le pansement à l'alcool; par ces moyens, on arrive à retarder la suppuration de certaines parties d'une brûlure, jusqu'au moment où les autres commencent à se cicatriser, et au lieu d'une vaste plaie, dont la suppuration abondante aurait pu mettre en péril les jours du malade, on obtient plusieurs plaies d'une médiocre étendue, suppurant successivement.

Il faut surveiller avec beaucoup de soin la cicatrisation des brûlures du 4e degré, car ce sont ces sortes de plaies qui amènent le plus souvent à leur suite les hypertrophies des cicatrices, les difformités causées par la rétractilité du tissu cicatriciel, les adhérences des bourgeons charnus et l'occlusion des cavités naturelles.

Pour prévenir les saillies et les brides et obtenir une cicatrice unie, on cautérisera avec le nitrate d'argent les bourgeons charnus, qui s'élèvent au-dessus du niveau de la plaie, ou on les saupoudre d'alun calciné, ou bien on les comprimera avec une plaque métallique maintenue par des bandes, quelquefois même on réséquera les parties exubérantes.

On s'opposera aux réunions contre nature (par exemple des

doigts ou des orteils) en interposant de la charpie, de l'ouate ou des tampons de linges, enduits de corps gras.

On luttera contre l'occlusion ou le rétrécissement des cavités naturelles (bouche, nez, vulve, etc.), en y introduisant des mèches, des canules en gomme ou métalliques, des tubes en caoutchouc ou en verre, des éponges, des morceaux de liége.

On aura encore à combattre la tendance des parties à se rapprocher du centre de la cicatrice, qui entraîne tant de difformités et d'adhérences vicieuses, en employant les émollients sur la plaie, en cautérisant ses bords, en maintenant les parties dans une position convenable, à l'aide d'attelles et de bandages appropriés.

Mais la régularité de la cicatrice ne doit être qu'une considération secondaire. Il faut, avant tout, songer à la guérison ; dans les cas, par exemple, où l'on craindrait de voir succomber un brûlé très-affaibli à l'abondance de la suppuration, il vaudra mieux laisser se faire des adhérences qui diminueront l'étendue de la plaie, mais amèneront une difformité, sauf à corriger celle-ci après avoir guéri la brûlure.

Enfin, quand la cicatrice est établie, le rôle du chirurgien n'est pas encore terminé, car la rétractilité si grande du tissu cicatriciel peut amener des difformités consécutives ; il devra donc traiter la cicatrice par des émollients sous forme de cataplasmes, douches ou bains, et n'enlever les appareils qui maintiennent la position convenable, que quand la coloration blanche de la cicatrice indique qu'elle est solide et arrivée à un degré d'organisation assez avancé.

Je n'ai pas à m'occuper ici des brûlures des 5° et 6° degrés, puisque celles-ci dépassent les téguments.

Ce qui fait la gravité des brûlures superficielles étendues, c'est qu'elles suppriment les fonctions, qu'à l'état normal la peau remplit comme *organe spécial*.

En effet, celle-ci sert à la respiration ; car bien que la respiration cutanée, si développée chez certains animaux, soit très-restreinte chez l'homme, elle n'est pourtant pas nulle.

En outre, la peau contient des vaisseaux lymphatiques dont le rôle est très-important, puisqu'ils sont destinés à rapporter dans l'appareil circulatoire les matières récrémentitielles, c'est-à-dire celles qui, devenues temporairement impropres à la nutrition, ont besoin de subir une élaboration pour pouvoir servir de nouveau.

Elle contient des glandes destinées à l'élimination de la sueur et de la matière sébacée, produits devenus à jamais inutiles, et qui sont excrémentitiels. Elle contient des vaisseaux sanguins, artères et veines, qui servent à la nutrition et au fonctionnement de ces glandes.

A l'état normal, il y a équilibre entre les fonctions de la peau et celles des autres parties du corps; mais quand cet équilibre nécessaire est rompu, parce que les fonctions de la peau ont été supprimées dans une grande étendue, il en résulte des lésions internes qui peuvent être mortelles, et qui consistent le plus ordinairement en des ulcérations de l'intestin grêle et en congestions rénales, dont le résultat est la présence de l'albumine dans les urines.

II. *Plaies sous-cutanées.*

Parmi les plaies sous-cutanées, sans lésion aucune des téguments, nous ne trouvons guère que celles qui sont produites par un gros *projectile de guerre* ou tout autre corps pesant et mû avec une extrême vitesse. Je n'ai pas à indiquer le mécanisme bien connu de ces sortes de blessures ; elles ne sont pas graves par elles-mêmes, mais elles empruntent souvent une gravité grande à ce que toutes les parties sous-jacentes, tissu cellulaire, muscles, vaisseaux, nerfs et os, ont été broyés par le projectile, à cause de sa masse et de sa vitesse, les parties molles sous-jacentes à la peau ayant été surprises dans le relâchement et n'ayant pas opposé de résistance au projectile. Quand il y a fracture simple, celle-ci n'a pas plus de gravité que les fractures produites par les causes ordinaires, et réclame le même traitement.

Quand il n'y a que blessure légère des parties molles, les seules indications sont d'établir une contention régulière et une température constante pour éviter l'inflammation, ce qu'on obtient facilement par l'application des bandes roulées sur une couche d'ouate. Je rappelerai ici ce que j'ai dit à propos des contusions des téguments, c'est que le chirurgien doit s'interdire absolument, à moins de suppuration, de donner par des incisions accès à l'air dans ces plaies, si l'on me permet d'appeler ainsi ces lésions traumatiques, à cause des infiltrations et épanchements sanguins qui existent toujours dans ces cas, et qui pourraient subir une inflammation diffuse.

L'eau froide et les émollients conviendraient s'il y avait au contraire inflammation déjà déclarée, ce qu'on reconnaîtrait à l'engorgement des parties.

Quand les parties sous-jacentes aux téguments, y compris l'os ou non, ont été broyées dans une grande étendue, il n'y a guère que l'amputation qui puisse sauver le blessé. Le chirurgien aura à décider s'il doit la faire primitive ou s'il doit attendre quelque temps, afin de juger plus sûrement si l'étendue et l'importance des lésions lui permettent ou non de tenter la conservation.

Les autres plaies, qu'on nomme sous-cutanées, sont celles qui sont faites par le chirurgien (ténotomies, ponctions des articulations), dans les cas où il y aurait à redouter des accidents graves si les plaies étaient à découvert. Elles n'exigent pour tout pansement que l'obturation de la petite plaie des téguments par un morceau de sparadrap, ou par du collodion avec ou sans ouate; encore la plupart du temps pourrait-on négliger cette obturation.

Ces plaies guérissent ordinairement bien et vite, elles n'exposent pas à l'introduction de corps étrangers ; les rapports anatomiques ont été très-peu dérangés, il n'y a pas de cavité qui attire le pus, et il n'y a pas contact de l'air, ni surface pouvant absorber; aussi se cicatrisent-elles très-facilement par simple épanchement de lymphe plastique. Cependant on a vu la suppuration, même la septicémie, survenir après des plaies sous-cutanées ; mais cela est tout à fait exceptionnel.

Les plaies, où réussit la réunion immédiate, se trouvent au bout de peu de temps dans les mêmes conditions.

III. *Des plaies qui ont intéressé les parties sous-jacentes aux téguments et légèrement ceux-ci (contusions, entorses, décollements des téguments, par une force ayant agi obliquement).*

Dans les *entorses*, ce sont ordinairement les parties sous-tégumentaires qui ont surtout souffert. Les ligaments ont pu être tiraillés, tordus, et même arrachés, bien que cela ne soit pas fréquent, pour les entorses simples. Les tendons peuvent être déplacés, quand leur gaîne a été rompue.

Quant aux téguments, ils ne sont, le plus ordinairement, que légèrement lésés, mais il arrive à peu près toujours que, par suite des mouvements brusques, et ayant dépassé les limites physiologiques, qui ont produit l'entorse, les capsules articulaires se sont rompues, que le tissu cellulaire de la peau a glissé sur les parties, qu'il recouvre, et a perdu ses connexions avec elles.

Il se forme alors un vide où s'épanchent, soit de la synovie, soit de la sérosité, soit même du sang complet, si des vaisseaux ont été divisés. Ces épanchements existent ordinairement dans les entorses ; il y a au moins infiltration. Il s'agit donc de rétablir, si on le peut, les rapports anatomiques, et de faire disparaître l'épanchement ou l'infiltration qui sont souvent le plus grand obstacle aux mouvements de l'articulation, et causent une grande gêne au patient.

Le traitement le plus efficace et le plus rapide est le massage méthodique que, pendant bien longtemps, tous les chirurgiens ont repoussé comme dangereux, et que beaucoup ont accepté aujourd'hui. En effet, le massage rend de grands services, et il n'est dangereux que quand il est employé par des ignorants, dans les cas de fracture qu'ils ne savent pas reconnaître, ou quand il y a un épanchement sanguin considérable sous des téguments lésés.

Par le massage, on réussit avec une grande promptitude à faire résorber, par les vaisseaux, les liquides épanchés ou infiltrés ; et, par suite, les malades peuvent exercer presque immédiatement des mouvements qui leur étaient impossibles auparavant.

Après le massage, il est bon que la partie blessée soit maintenue avec des bandes roulées, ou autrement.

La contention et des applications résolutives sont les seuls moyens employés par les chirurgiens, qui rejettent encore le massage, pour amener la suppression des infiltrations ou épanchements.

Dans les cas où des tendons ont été déplacés, il faut, après les avoir remis en place, les y maintenir par des appareils contentifs bien combinés, en imprimant de temps en temps des mouvements à l'articulation lésée, pour qu'il ne se produise pas d'adhérences, qui empêcheraient, après la guérison, le fonctionnement de ces parties.

Décollement de la peau avec épanchements : sanguins, de sérosité (1) *ou d'huile* (2). —Il peut se faire qu'une force, agissant obliquement, décolle les téguments sans beaucoup les léser. Il se produit alors de vastes épanchements de sang ou de sérosité, qu'on peut faire souvent résorber en maintenant une compression légère, avec de l'ouate par dessus laquelle on applique des bandes roulées. On a eu quelquefois recours, avec succès, au drainage aidé d'une bonne conten-

(1) Morel-Lavallée. Archives gén. de médecine, V^e série, t. I, 1853.
(2) Gosselin. Cliniques chirurgicales de l'hôpital de la Charité, t. II, p. 265. Paris, 1865.

tion, et aux injections iodées qui, en favorisant le bourgeonnement des parties, en amènent le recollement et, par conséquent, supprimaient la cavité, cause de la durée de ces épanchements ; mais ces derniers moyens doivent être complètement rejetés dans les cas d'épanchements sanguins, à cause du danger de l'inflammation diffuse, qu'ils ont souvent produite dans ces cas ; on peut les employer avec prudence pour les épanchements de sérosité ou d'huile.

IV. *Plaies des téguments et des parties sous-jacentes.*

J'arrive aux plaies les plus graves, celles où les téguments et les parties sous-jacentes sont en même temps lésés.

Les blessures peuvent être faites avec des *instruments piquants*. Mais la plupart du temps celles-ci ne sont pas graves et guérissent toutes seules. S'il y avait rétention des liquides dans ces plaies, il faudrait les évacuer en dilatant le trajet ou en y passant des drains.

Mais elles peuvent être faites aussi par des *instruments tranchants* ou *contondants* et par les *projectiles de guerre*.

C'est dans ces plaies surtout qu'il est essentiel de remplir toutes les indications formulées dans le cours de mon travail.

Il y a de ces plaies qui, à cause de leur peu d'étendue et de profondeur, n'offrent aucune gravité, et où, pourtant encore, il y a souvent avantage à intervenir. C'est ainsi que, dans une simple coupure d'un doigt, il est bon de mettre autour de ce doigt un bandage modérément serré qui :

1° Remet les parties dans leurs rapports anatomiques en les affrontant ;

2° Par le fait même réunit les téguments en les mettant en contact ;

3° Empêche l'hémorrhagie, l'afflux du sang et la formation de caillots sanguins.

Il est vrai qu'une coupure, aussi bénigne que je la suppose, aurait eu beaucoup de chances de guérir vite et bien sans qu'on prît aucune précaution, mais elle pouvait ne pas se fermer par première intention, rester exposée à l'injure des corps extérieurs, à l'air et à ses ferments, et aux dangers de l'absorption de produits septiques. On cite des exemples d'infection purulente mortelle survenue dans ces conditions, car les plus petites blessures peuvent exposer aux accidents les plus graves.

Si même dans les petites plaies, l'intervention chirurgicale est bonne, elle est presque indispensable dans les grandes pour obtenir une bonne cicatrisation.

Si la plaie est faite par un instrument tranchant et qu'elle soit coupée net, mais profonde, il faudra d'abord arrêter les hémorrhagies, enlever le sang qu'il y a dans la plaie, et ensuite en faire la réunion immédiate incomplète, par des sutures profonde et superficielle, en plaçant des drains aux extrémités de la plaie, pour assurer l'écoulement des liquides. Tel est le pansement qui convient aux plaies desparties charnues, comme les mamelles, la fesse, la partie postérieure de la cuisse, le mollet, etc.

Si les parties sont peu épaisses, comme les paupières, les lèvres, etc., ou si la plaie est peu profonde, on peut se contenter de suturer superficiellement, ou d'employer des bandelettes agglutinatives.

Sur la plaie ainsi traitée on appliquera avec avantage le pansement de Lister, si l'on a sous la main de l'acide phénique et les pièces de pansement nécessaires. Mais cela n'est pas indispensable. Un pansement à l'eau fraîche ou un pansement simple peuvent très-bien réussir et ont réussi souvent.

Quelquefois la plaie se trouve située près des os, par exemple à la face interne ou à la partie inférieure de la jambe, près d'un des os de l'avant-bras, de façon que la suture profonde est impossible et la superficielle dificile à bien faire, parce qu'il faudrait y comprendre la peau très-fibreuse et facile à déchirer qui s'attache aux os. Alors, pour faire l'affrontement des parties, on pratiquera une compression méthodique avec des bandes roulées, après avoir mis des compresses graduées ou de l'ouate dans les endroits où cela est nécessaire, pour que la contention soit bien égale partout, en se préoccupant toujours d'assurer l'écoulement des liquides.

Plaies contuses. — On peut dire qu'elles sont plus graves encore que les autres plaies, parce que les pertes de substance, l'attrition des tissus ne permettent pas d'opérer leur affrontement. Elles doivent donc rester plus longtemps soumises à tous les dangers qui menacent les autres plaies exposées. La présence dans ces plaies de parties que l'attrition a désorganisées, mortifiées, augmentent encore ces dangers, car nous avons vu que les plaies contenant des tissus mortifiés, décomposés, produisaient plus souvent que les autres la matière septique; en outre, l'inflammation nécessaire pour amener l'élimination de ces tissus entretient plus longtemps la suppuration, qui, par elle-même, et sans qu'elle ait été la cause ou l'occasion d'aucune septicité, peut, par son abondance, épuiser les malades.

En outre, ces sortes de plaies offrent souvent ces cavités, dont le danger, que j'ai déjà signalé est si grand; parce qu'elles sont cause de la stagnation du pus, si favorable à la production de la matière septique.

Quelques chirurgiens ont été tentés de transformer ces plaies en plaies non exposées en en faisant la réunion immédiate. Mais, malgré quelques succès obtenus, on ne doit pas encourager ces tentatives.

Il y a en effet de graves dangers à enfermer, dans une plaie, des tissus mortifiés qui s'élimineront forcément et qui doivent, pour cette élimination, provoquer une suppuration assez considérable; on s'exposerait, en agissant ainsi, à tous les accidents que nous avons énumérés à propos de la réunion immédiate, et qui ont fait abandonner celle-ci dans la plupart des cas.

Peut-être, maintenant que l'on emploie davantage la suture profonde, avec les drains aux angles de la solution de continuité, les pansements antiseptiques à l'acide phénique et les caustiques coagulants : chlorure de zinc et perchlorure de fer, pourra-t-on plus souvent sans témérité tenter la réunion des plaies contuses.

Mais, dans l'état actuel de la science, les indications à remplir dans les cas de plaies contuses profondes paraissent, d'une façon générale, être : de ne pas réunir la plaie et de la laisser se fermer naturellement par deuxième intention, en évitant, par tous les moyens, la stagnation du pus et en surveillant l'élimination des eschares et la suppuration, qu'on peut accélérer en employant les émollients, ou retarder pendant un certain temps par l'emploi de liquides coagulants non caustiques, alcool pur ou camphré, ou caustiques : chlorure de zinc, perchlorure de fer.

Les pansements de A. Guérin et de Lister ont rendu de grands services dans bien des cas.

Ecrasements produits par les roues de wagons de chemin de fer. — Ces écrasements produisent, à une distance souvent très-grande du point où a passé la roue, des arrachements de muscles, des déchirures de nerfs et de vaisseaux par distension, des décollements des téguments, etc.

Aussi, quand on pratique des amputations pour des cas de ce genre, doit-on les faire assez loin du foyer de la blessure, Si, au lieu de suivre cette indication, on veut faire de la chirurgie trop conservatrice, on voit souvent se développer dans le moignon des inflammations violentes et la gangrène.

Je ne dirai rien des *plaies par arrachement;* elles sont souvent moins graves qu'on n'aurait pu s'y attendre, et chaque cas particulier offre ses indications spéciales.

Brûlures. — Les brûlures des cinquième et sixième degrés n'offrent pas d'indications spéciales : on doit leur appliquer celles des plaies contuses.

Plaies par armes à feu. — Les plaies par armes à feu offrent une certaine ressemblance avec les plaies contuses; de même que celles-ci, elles sont souvent irrégulières, à bords frangés, et certaines parties sont escharifiées.

Plus souvent que les autres plaies, elles contiennent des corps étrangers de diverse nature : terre, éclats de pierres, de pièces de bois touchées par le projectile sur son passage, fragments d'armes du blessé, boutons, morceaux de vêtements, etc., etc., enfin des esquilles d'os et quelquefois le projectile, ou des morceaux du projectile lui-même.

Mais, comme les corps étrangers peuvent se trouver dans toutes les plaies, j'ai cru devoir en parler, non pas ici, mais au chapitre, où j'ai traité des complications des plaies.

Ce que certaines plaies par projectiles de guerre offrent de *particulier*, c'est que le projectile n'atteint pas seulement les parties molles, mais encore les os, soit qu'il s'arrête dans leur épaisseur, soit qu'il les traverse de part en part, soit enfin qu'il les brise en deux ou en un plus grand nombre de fragments.

C'est surtout cette complication, quand elle existe, qui donne une si grande gravité aux plaies par armes à feu.

Les plaies des os n'offrent pas par elles-mêmes de danger, quand elles sont recouvertes des parties molles intactes ; mais quand il y a en même temps plaie de toutes les parties molles qui les recouvrent, elles prennent une gravité exceptionnelle et elles prédisposent plus que les autres à la septicémie. Pour expliquer la fréquence de la septicémie à la suite de ces sortes de plaies, M. Gosselin suppose que la graisse médullaire des os produit un pus plus délétère, mais il a soin de prévenir que ce n'est de sa part qu'une simple hypothèse. Il fait aussi ressortir que ces plaies ont une grande puissance d'absorption.

On peut encore remarquer qu'elles présentent presque toujours des cavités favorables à la stagnation des liquides et, par conséquent, à leur altération.

Quoi qu'il en soit, la gravité particulière des plaies contuses est un fait incontestable, et je dois m'occuper de l'indication spéciale qu'elle commande au chirurgien de remplir.

Cette indication ; est de soustraire les blessés aux dangers de l'absorption de produits septiques, et à celui d'une suppuration trop abondante.

Quand la plaie des parties molles est étroite, il faut en faire l'occlusion avec les sparadraps, ou la baudruche gommée, ou le taffetas d'Angleterre, ou avec le collodion, déposé soit directemen sur la plaie en plusieurs couches successives, soit, ce qui vaut mieux, sur de très-fins filaments d'ouate, qui ont l'avantage de donner plus de solidité aux couches de collodion, sans empêcher son application exacte sur les parties.

Mais, si la plaie des parties molles est considérable, il ne faut pas songer à en faire l'occlusion. Dans la plupart des cas, on ne pourrait la pratiquer, parce que sur de larges surfaces les pansements occlusifs ne peuvent s'appliquer exactement, ou se dérangent; et, en supposant qu'on arrivât à faire une occlusion parfaite, on n'aurait fait qu'ajouter aux dangers de la plaie celui de la rétention du pus, parce que dans les solutions de continuité produites par projectiles de guerre, les tissus sont contus, que leur élimination et, par conséquent, la suppuration sont inévitables.

Mais si l'on ne peut supprimer la suppurration on peut la diriger et la retarder; on arrive à ce résultat avec le pansement à l'alcool pur ou camphré, qui coagule les liquides et momifie les tissus mortifiés ; sous ce pansement, la couche des bourgeons charnus se forme, et ce n'est que quand elle est organisée que la suppuration apparaît; mais alors elle est moins à redouter, les bourgeons charnus ont comblé la cavité de la plaie qui ne communique plus aussi directement avec l'air : on a alors une plaie moins *exposée*. Nous avons vu que dans ces conditions on évite ordinairement les manifestations précoces de la septicémie, et c'est déjà beaucoup d'avoir gagné du temps pour relever les forces du blessé par un régime tonique, et pour traiter ces plaies afin de tâcher de les préserver des accidents plus tardifs de la septicémie : l'infection purulente et l'infection putride.

Je crois donc que dans ces circonstances c'est le pansement à l'alcool pur ou camphré qu'on doit employer d'abord ; mais nous avons vu que ce pansement ne retarde la suppuration que pendant un certain temps (sept à neuf jours), et qu'au lieu de favoriser la réparation il l'entrave quand il est continué au delà de ce terme.

On devra donc le remplacer ou par les émollients si l'on veut surtout favoriser l'élimination des parties mortifiées, ou par les pansements antiseptiques si l'on tient surtout à se mettre en garde contre la production de la septicité de la plaie.

Le pansement ouaté de M. Guérin paraît peu convenir pour les plaies qui présentent des cavités profondes. On risque avec ce pansement de ne pas assurer suffisamment l'écoulement des liquides hors de la plaie.

Le pansement de Lister, en ne faisant pas les sutures, paraît mieux indiqué.

CINQUIÈME PARTIE

CONCLUSIONS.

1° Les plaies avec intégrité des téguments guérissent facilement, parce que les téguments les protègent contre tous les dangers, à moins qu'elles n'empruntent une gravité particulière à leur étendue, à leur siége, à la lésion d'organes importants, ou à quelque cause générale.

2° Les plaies des téguments seuls ne sont ordinairement pas graves, mais elles ne sont pourtant pas toujours exemptes de dangers.

3° Les plaies où les téguments et les parties sousjacentes ont été divisés en même temps, si l'on en excepte celles qui, par le peu d'étendue de la division tégumentaire, se rapprochent des plaies sous-cutanées, offrent toutes une certaine gravité, due à ce que la division des téguments, après avoir amené la destruction des rapports anatomiques, place les parties superficielles et profondes dans des conditions anormales et les laisse *exposées* aux injures des agents extérieurs.

Ces sortes de plaies peuvent mettre en péril la vie des malades :

1° Par suite de complications : on voit par exemple des blessés succomber à la suite d'hémorrhagies.

2° Quand une suppuration abondante et prolongée amène l'épuisement.

3° Quand l'absorption de produits septiques a amené la septicémie.

Je rappellerai que : pour tous les auteurs c'est le contact de l'air avec une plaie exposée, qui produit la septicémie des blessés.

Que la stagnation du pus est une condition essentiellement favorable à son développement.

Que la matière septique peut provenir de la plaie du blessé lui-même, peut être déposée directement ou transporté par l'air de la plaie d'un individu à celle d'un autre.

On voit souvent se former des foyers d'infection. Une seule plaie septique peut former un pareil foyer ; mais l'entassement de blessés, porteurs de plaies septiques, le constitueront encore plus sûrement.

4° Tous les accidents nerveux : spasmes, convulsions, tétanos, stupeur, sont communs aux plaies avec intégrité ou avec division des téguments.

Quant aux indications, après tout ce que j'en ai dit, je crois pouvoir les résumer ici en quelques mots.

I. *Conditions hygiéniques.* — Dans des milieux salubres, les plaies même graves se comportent souvent bien, tandis que dans des milieux insalubres les plaies les plus légères ont de la peine à guérir : ce qui constitue essentiellement le milieu salubre, c'est l'absence de produits septiques.

Il faut donc s'efforcer de procurer aux blessés des milieux salubres, ou les protéger contre l'insalubrité des milieux où on les place, contraint par la nécessité.

Pour remplir cette indication, on placera les blessés dans des locaux spacieux, faciles à aérer et à nettoyer.

On devra mettre le moins grand nombre possible de blessés dans une même salle, on aura ainsi plus de chance d'éviter les foyers intenses d'infection. On ne laissera séjourner dans les salles aucun objet ayant servi aux pansements.

Traitement des plaies. — Tous les efforts du chirurgien doivent tendre à remettre les parties blessées dans l'état où elles étaient avant le traumatisme, et à faire en sorte que les téguments puissent reprendre leur rôle complexe de protection, par rapport aux parties sous-jacentes ; il devra donc s'attacher à supprimer toutes les modifications apportées à l'état normal par le traumatisme.

Réunion immédiate. — La réunion immédiate, à elle seule, suffirait à remplir toutes les indications, puisque, quand elle réussit, elle supprime la plaie en vingt-quatre heures ; malheusement, à cause des dangers graves de la rétention des liquides auxquelles elle expose quand elle échoue (et cela arrive souvent), on est forcé d'y renoncer d'une manière générale et de ne la réserver que pour un petit nombre de cas déterminés.

Toutes les indications sont remplies moins vite, mais d'une façon presque aussi complète et plus sûre par la réunion de la partie moyenne de la plaie, par des sutures superficielle et profonde, avec drains aux angles, telle que l'emploient M. Azam et les autres chirurgiens de Bordeaux. Par cette méthode, on diminue la surface de suppuration, on facilite l'écoulement du pus et le lavage de la cavité, qu'on a volontairement laissée au fond de la plaie, et l'on obtient une cicatrisation rapide. En même temps on diminue de bien des façons les chances de voir se produire la septicité du pus. Sur la plaie ainsi traitée, on peut appliquer des pansements simples ou à l'eau fraîche, ou mieux le pansement de Lister.

Traitement des plaies, qu'on ne peut réunir et qui présentent des cavités profondes. — La situation ou l'état des parties ne permet pas de réunir certaines plaies. Si celles-ci présentent des cavités profondes; l'indication est alors de favoriser par tous les moyens possibles l'écoulement du pus, et dans certains cas de retarder par le pansement à l'alcool la suppuration, jusqu'à la formation de la couche des bourgeons charnus. On se met ainsi en garde contre les graves dangers des altérations du pus, que la stagnation favorise.

Plaies compliquées de fracture. — C'est dans ces plaies que l'on voit le plus souvent l'altération du pus, et ensuite la septicémie.

Si la plaie des téguments et des parties molles est étroite, faire l'occlusion.

Si au contraire elle est étendue, si surtout elle présente des parties mortifiées, appliquer le traitement indiqué pour les autres plaies où l'on trouve des cavités favorables à la stagnation du pus.

Quand il existe des foyers d'infection, ou qu'on a des raisons de redouter leur production, employer pour toutes les plaies un peu graves les pansements qui préservent de la septicémie. Le pansement de M. A. Guérin et celui de Lister ont fait leurs preuves; on peut aussi employer, dans certains cas, le pansement à l'alcool pur ou camphré.

Contre la septicémie déclarée, on a employé le sulfate de quinine à l'intérieur, et les médicaments qui favorisent les éliminations ; en outre, l'on conseille un régime tonique. Localement, on a employé la cautérisation.

Contre les autres complications, on agira suivant les indications.

Cicatrisation des plaies. — Ordinairement les plaies guérissent spontanément, mais la cicatrisation peut se mal faire (cicatrices difformes ; difformités causées par les cicatrices) ; le chirurgien doit la surveiller et intervenir suivant les indications.

Cicatrices. — Son rôle n'est pas toujours fini quand les cicatrices sont formées ; il devra souvent les protéger contre les variations atmosphériques et l'injure des corps extérieurs, et traiter leurs maladies.

Il doit encore, dans certains cas, faire disparaître les cicatrices difformes et les difformités, causées par les cicatrices, et supprimer les fistules, qu'on voit après la cicatrisation de certaines plaies, et pour lesquelles tous les moyens de synthèse, dièrèse, exérèse, de prothèse et d'hétérotaxie ont été employés.

TABLE DES MATIÈRES

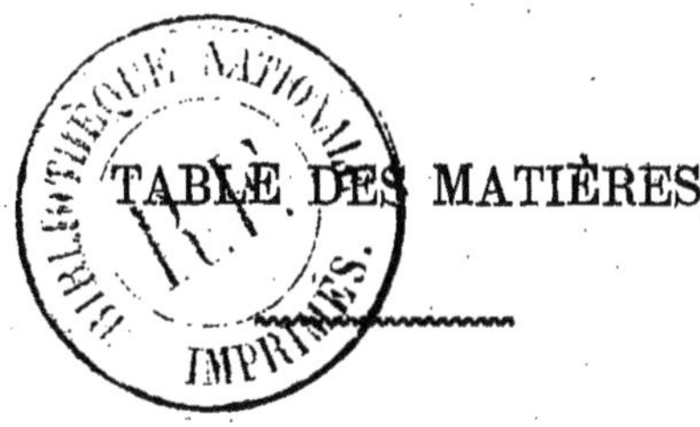

PREMIÈRE PARTIE

MODIFICATIONS PRIMITIVES

MODIFICATIONS SECONDAIRES

DEUXIMEÈ PARTIE

Appréciation du mode d'action de quelques pansements, qui sont de véritables méthodes de traitement des plaies........

TROISIÈME PARTIE.

Moyens de prévenir et de combattre, quand c'est possible, les complications primitives et secondaires des plaies...........   69

QUATRIÈME PARTIE.

Traitements qui conviennent : 1° aux cicatrices difformes ; 2° aux difformités causées par les cicatrices ; 3° aux maladies des cicatrices ; 4° aux fistules établies à la suite de plaies,.......   91

APPENDICE

Applications à certaines plaies choisies comme exemples des indications formulées dans ce travail

Paris. A. Parent, imprimeur de la Faculté de Médecine, rue M.-le-Prince 31.

www.ingramcontent.com/pod-product-compliance
Ingram Content Group UK Ltd.
Pitfield, Milton Keynes, MK11 3LW, UK
UKHW020846120726
13693UKWH00002B/836